致力于中国人的教育改革与文化重建

立 品 图 书·自觉·觉他
www.tobebooks.net
出 品

道家筋经内传指略

我命在我也在天

王庆余 著

华夏出版社
HUAXIA PUBLISHING HOUSE

图书在版编目（ＣＩＰ）数据

我命在我也在天：道家筋经内传指略 / 王庆余著. —北京：
华夏出版社，2018.10
ISBN 978-7-5080-9595-0

Ⅰ．①我… Ⅱ．①王… Ⅲ．①道家－养生（中医） ②易筋经（古代体育）
Ⅳ．①R212 ②G852.6

中国版本图书馆CIP数据核字(2018)第244131号

华 夏 出 版 社 出 版 发 行
（北京东直门外香河园北里4号 邮编：100028）
新 华 书 店 经 销
北京华创印务有限公司

*

787×1092 1/16开本 16.5印张 260千字
2018年10月北京第1版 2018年10月北京第1次印刷
ISBN 978-7-5080-9595-0
定价68.00元
本版图书凡印刷装订错误可及时向我社发行部调换

我命在我也在天

戊戌三月 曹大顺

筋經有始
變幻無端
千姿萬式
虛實自然

王慶餘撰
戊戌年和書

自　序

几千年来，中华民族之所以能够薪火相传、绵延不绝，一个重要原因就是中华民族孕育、形成了自己的独特文化，这种独特的文化赋予中华民族强大的生命力，成为中华民族生生不息的根与魂。中华优秀传统文化的重要组成部分——道家医学与武学源远流长、博大精深，具有非常丰富的内涵，非常关注人的问题，注重解决人的内心以及人与外界的各种关系，蕴含着许多值得当代人汲取的智慧和传承的学问。

筋经功夫属道家生命修炼核心技术，是综合了武学、道家内炼、传统医疗等诸多实修绝学的一门独特功法，既有完整的理论体系，又有丰富的实践经验。它于明末清初时期创立，文武并用，既是一种以强身健体、祛病疗疾为目的的内炼养生术，又是一种结合搏击实践的综合武术，其点穴法和指甲诊病可谓当世一绝。

本书是对旧著《秘传道家筋经内丹功》与《道医窥秘》的融合与更新。《秘传道家筋经内丹功》作为1990年亚运会的献礼书出版，时间紧迫，稿成即付印，虽欲详校而不可得，其中疏漏难免。本次再版，除更正之误之处外，还加入了一些新的内容，其要者如下：

1. 更正原版筋经功家传之误，实为恩师李杰所授；

2. 首次提及筋经门与自然门之渊源，两门祖师系师兄弟，以及创派渊源；

3. 融入道医实践内容，其与筋经功实乃一体两面，不可分割。《道医窥秘》为与旷文楠先生合著，下篇道医诊疗方法为吾笔墨，本书将其融入道医章节，"医以道行，道以医显"一章对旷先生纂述部分亦有所借鉴，在此致谢。

应诸多老友与学生的真切敦促与支持，终于促成了本书付梓。其中几经波折，虽曾因病搁置，整理者曾几易其手，然功夫不负有心人，终于完成书稿。

　　在此感谢魏承思、古国治两位先生为本书作序，并感谢原序作者、已故挚友王家佑先生，也感谢郝勤、何群英、刘军杰等同志的支持与帮助！

王庆余

2014 年 8 月 26 日

魏　序

　　江湖出高人，高人在民间。王庆余先生就是这样一位隐于山野之间的高人。他生于武林世家，自幼随父亲王子光和师父杨少云习武，天资聪颖，勤奋坚毅，因而精通不同门派的武术。后经民国大侠杜心武推荐，拜欢喜道人李杰为师，得筋经内丹功秘传。习武之外，欢喜道人亲授其道家医理和点穴、闭穴、拿穴、解救穴、指甲诊病等绝技。及长，庆余先生命运坎坷，入藏区近三十载，生活困顿，几经磨难。然他自强不息，一边坚持练功习武，一边向药农讨教中草药知识和民间单方，遂融武艺、内功、医术于一炉"悬壶济世"，为当地藏、汉、回各族民众治病。他妙手回春的医术成为传奇。于是从一个边地的"民间医生"（编者按：王庆余先生时为小学教师，课余也为乡民治病），突然间变成替高官达人、体育健将和异邦贵胄治病的名医，一时名满天下。然庆余先生宠辱不惊，淡泊名利，乃急流勇退，不恋庙堂，回归山林，终以授徒著述为乐。

　　我国武林向来门派林立、各有绝招。旧时门户之见甚深，互不相让，多有秘不传人的功法。本书介绍的筋经门也是一种秘传功法。探其起源有说出自佛家，有说源于道家。其实泾渭未必如此分明，乃前辈祖师融合佛道精华所创。目前传习者仅庆余先生一系。筋经门是综合了武术、内炼、医诊等实修绝学的一门独特功法，不仅可以强身健体、养护自身，还可以为他人解除病痛。其基础功法分为静功与动功，内外兼修，神形共养。静功有四种，包含静坐法两种和卧功、桩功各一种。动功有十二个行功步法，五个功法套式（筋腱功，筋拔断，五岭功，阴阳升降开合功，筋经十四式），每一个功法可以连起来，成为一套完整的功法，也可以有针对性地单独练某一个动作。每一个动作之间，都有一个巧妙的过渡，有别于一般的武术套式训练。所有的动作都是阴阳相济，阳中有阴，阴中有阳。此外，筋经功还包括以医疗为目的的手功（点穴按摩）、药功（伤科为主）和综合诊疗（道医七诊等），其中尤以点穴和指甲诊病为当世一绝。

以往筋经功和其他门派一样，"只可单传，不可外泄"，因而从不见诸文字，流传范围较窄，鲜为人知。武术是中国传统文化之重要组成部分。庆余先生有感于千百年来武林门户之见的弊端，令祖先留下的许多宝贵文化遗产失传。为了传承与弘扬祖国优秀文化结晶，他毅然决定献出秘传的筋经功真谛，撰成此书，公之于天下。

《我命在我也在天：道家筋经内传指略》是庆余先生苦心钻研、勤勉修炼六十余载的心得和经验。书中深入浅出地讲理论，教方法，叙源流，摆实例，有文字，有图解，方便有志研习者循序渐进、登堂入室。最难能可贵的，是他在书中把对筋经门的研究从武术升华到武学的层次。自六朝以降，儒佛道三家逐渐融为中国传统文化的主体，而武术与道家文化尤其是道家的养生学关系至为密切。各门派的武术几乎都以道家"阴阳""五行""八卦"学说以及精、气、神三位一体的养生观为基础。可以说，不懂道家学说，就无法深入武学堂奥。但近代以来，武林中人往往只在"武术""武艺"上下功夫，鲜有钻研涵盖事、理、法之"武学"者。庆余先生不然，他熟读《易经》、老庄以及《参同契》《黄帝内经》等古代典籍文化，将筋经内丹功置于道家养生学的框架中，参照现代生命科学理论，总结自身实践经验，完善了筋经门的理论与方法体系。本书可以说是对传统武学和养生学的继承和发展。

人生实在很奇妙，有些人一见如故，有些人朝夕相处却如同陌路人。我和庆余先生一席谈，彼此遂有相见恨晚的感觉，从此成为莫逆之交。先生书成，嘱我撰序。尽管笔者于武学为门外汉，然挚友盛情难却，故不揣浅陋，为之序。

魏承思

2014 年 7 月于美国西雅图 "澄思山庄"

古　序

　　自鸦片战争和中日甲午战争之后，中国人的自信心被外国的坚船利炮击垮了，国人为了强国改变了自己的政治体制，到了五四新文化运动之后，更一而再再而三地否定自己的文化传统，全盘接受西方文化。儒家被打倒了，做人处事的道德没有了，有的是唯利是图，为了赚钱不择手段，结果是全民食不安心。道家佛家也跟着遭殃，道家超然物外的涵养没有了，因求名求利，许多人把自己的身心搞得各种疾病丛生，连医疗亦未必能解决问题，可谓本末倒置，佛家文化更不必说了。文化乃立国之根本，丧失了自己的文化，即使富裕了，外国人也不见得看得起你，中国旅游团出国老遭西方人白眼，即可证明。

　　今日，中国受西方文化之冲击颇大，中国文化已命如悬丝，然而在《我命在我也在天：道家筋经内传指略》这本书里，在王庆余先生身上，却看到了中国文化的价值和可贵。何以见得呢？

　　第一，王庆余先生将中国武功点穴法、道家气功和中医结合，治疗外伤、扭伤、骨折，更神奇的是把一位要截肢的病人治好了，外科手术可说是西医的专长，一般而言超过中医，这个认知与事实被王庆余先生颠覆了。不仅如此，他还治疗过多位滑水跳水运动员，协助他们在全运会及奥运会中夺得金牌，独特的是治疗时间极短，因为选手必须马上赴赛，时间不等人，有的还是多年痼疾，这是很难办到的，而王庆余先生做到了，这些都证明了中国文化中武功点穴法和道家气功及医术的确是宝贝。另外在内科部分，他也治疗了肝硬化、脑血栓后遗症、阵发性心动过缓、类风湿关节炎等疾病，也曾挽救了一名肠绞痛患者垂危的生命。因这些事迹，1995 年 7 月，美国波特兰国家自然疗法医科大学致函邀请，正式聘他为讲座教授。1997 年，美国裴安女士著《大师：三十位杰出人才访谈录》一书，访问世界各个领域顶尖杰出人物，王先生是唯一获此殊荣的中国人。

第二，王庆余先生幼年拜在四川成都欢喜道人李杰门下，深受道家文化之熏陶，淡泊名利，视金钱如粪土，他治疗伤员，不仅不要钱，连名声也不让他们张扬。治疗都是在暗地里悄悄进行的，疗效是保密的。在 20 世纪 80 年代，因对运动员的特殊疗效，有教练愿意付每月八千元薪资聘请他，在当时是绝对高薪，却被他委婉拒绝。这是中国道家文化在庆余先生身上的表现，在中国文化荡然的今天看来，显得不可思议。

第三，庆余先生从小跟随父亲习武以及在欢喜道人门下练功，不仅承袭武功道功，还继承了济世救人的思想作为做人的准则，视为立身之本。以发功为人治疗，自己的真气生命力是要受损的，庆余先生为替运动员治病，自己一下子老了十几岁，头发苍白，面容憔悴，为了救人，为了替国家争取荣誉，他毫不在乎。他当年跪在师父面前立誓："一要爱国爱民，二要惩恶除奸，三要济世救民，四要舍身救难，五要见义勇为，六要仗义疏财，七要保护弱小，八要尊师重道，九要苦练功夫，十要传授贤徒。"这些他都做到了，继承中国传统成人之德的标准，更是习武之人最起码的德行。尤其前面八条都是为人处世的修养，着重在人品的陶冶，只有最后两条才跟练功有关，可见中国文化对人品修为的注重，远远超过练功习武的拳脚动作，这正是中国文化之特色所在。

第四，在庆余先生身上也看到了儒家敬业的精神，他继承筋经门嫡传，勤勉修炼六十余载，虽历经劫难而修持不坠。在学习期间，他自述几乎是不分酷暑严寒，数九寒天也好，三伏暴热也好，天天坚持，不敢松懈。练习当中不管怎样苦、累，不完成任务是不敢休息的。1959 年至 1961 年 三年自然灾害间，在十分困难的条件下，仍然坚持习练，还不敢公开练习，只能偷偷地练，往往都在深夜寅卯二时。这种艰苦卓绝的毅力，何尝不是中国文化的精神？

如今，庆余先生愿意把过去道家秘而不传之功法和武功秘笈，以及自己行医救人之秘方公开于世，贡献给社会。这些都是中国数千年文化之宝贝，以及道家人物潜心修炼研究之智慧结晶，道家乃以自己身心做实验之生命科学，不可等闲视之。希望有心人士，多加研究探索，用于救人治病，继承济世救人之优良文化传统，若能配合科学研究，则中国文化之光彩可以照耀于世界矣。

古国治

2014 年 7 月 10 日于台湾梅溪山庄

一九九〇年版序

庆余道兄系出山西武林世家邓氏。祖父避祸入剑南。父养于剑阁王氏,名王子光,武术超群。庆余道兄生父即启蒙之师,承邓氏武林宗风,筋经嫡传。后拜欢喜道人李杰(号永宏)大师门下,得青城丹功真传。因以医术、道功济世。道友师徒等以庆余一身之有涯,而奇功异能当宏,促著作传世。初稿成,叹为真经。其应赞者凡三焉:

(一)融医疗、气功、武术为一炉。铸人天、性命、寿世成全局。勤奋苦练成真,不忘明师点化深恩。至理宗诚信,敦仁嗣道德。是翔实功夫历史。乃纪实珍贵传略。

(二)道教主师万物,法自然。人体天地而有得者,其旨在致神仙。神仙者,逍遥自在,长寿难老,体便轻毕,精神晓冷。仙道实为贵生之学。故曰:"道在养生";曰:"长生久视";曰:"我命在我不在天"。

(三)论丹法,通贯古今。指大药,开启群生。正理奇功,妙用冲和。至简至易,心运真文。启性命功法机契,开人天不二法门。深入浅出,事、理、法咸备。以今语普化之言,阐秘籍隐奥古文。

善哉!功德无量。

三千行满,独步云归。

中国道教协会理事　四川省博物馆研究员　王家佑号宗吉　敬序

青城山古常道观

一九八九年五月十八日

目 录

第一章 筋经门传承

筋经功属道家秘传功法之一，是综合了武学、道家内炼、传统医疗等诸多实修绝学的一门独特功法，既有完整的理论体系，又有丰富的实践经验。它于明末清初时期创立，文武并用，既是一种以强身健体、祛病疗疾为目的的内炼养生术，又是一种结合搏击实践的综合武术。在冷兵器时代，小则可以养生、防身，大则可以为国效力，抵御外敌。

第一节　筋经功探源

　　筋经功属道家秘传功法之一，是综合了武学、道家内炼、传统医疗等诸多实修绝学的一门独特功法，既有完整的理论体系，又有丰富的实践经验。它于明末清初时期创立，文武并用，既是一种以强身健体、祛病疗疾为目的的内炼养生术，又是一种结合搏击实践的综合武术。在冷兵器时代，小则可以养生、防身，大则可以为国效力，抵御外敌。其基础养生功法分静功、动功两种，内外兼修，神形共养。其治疗功法包括手功（点穴按摩）、药功（伤科为主）、综合诊疗等，其中尤以点穴和指甲诊病为当世一绝。历代修炼者以之救人济世，屡见奇效。

　　筋经功是秘功，没有文字记载，全靠口传身授，创始人乃清末民初欢喜道人李杰（1873—1983）。

　　李杰道长字太清，号永宏，人称欢喜道人。好结交侠义之士，他们经常在一起精研武艺，谈玄论道。他有两位挚交，一位是闻名皖鄂的华阴道人，一位是一代武林奇人徐志清。华阴道人姓名不详，曾中过举人，后来看透仕途，望断炎凉，于陕西一带出家从道，曾在华山楼观台停留过，与李杰道人同属全真教龙门派，是一位文武医易道俱精的全才。徐志清为自然门始祖，是杜心武的师父。因其身形矮小，下颌刚甫桌面，故俗称"徐矮师"。他自幼习武，精通各家武艺，尤善下盘功夫，喜欢四处云游，常往来于云贵川各地，后隐居山林，潜心武道，开创自然门拳法。他也曾入道，属于道教正一派中的端公教。

　　他们三人既同属道门，又惺惺相惜，彼此相契，故结拜为师兄弟。大师兄为华阴道人，二师兄为欢喜道人，三师兄为徐矮师。从年龄上看，徐矮师最年长，华阴道人次之，欢喜道人居末。但从学问、技艺、修养等综合方面来看，三人共推华阴道人居首，欢喜道人居次，徐矮师因为疏于文墨，故自居其末。三人之间无话不谈，彼此互通有无，相互融汇。华阴道长本来是地主，颇有家资。他散尽家财，召集了民间奇人异士，僧尼、盗匪、死囚于峨眉山九老洞集结了数月，相互交换精华，交流研习各家之长。后，徐矮师创立了自然门，李杰道人创立了筋经门。故李杰道人传承的筋经门和徐矮师开创的自然门之间有很多同源互通之处，可以说是一对孪生兄弟，不过筋经功属于秘功，不如自然门广为人知。为什么这么说呢？因为不仅二者的先师是师兄弟，而且其练功的手法、步法、身法都有很多相似之处，从二者的歌诀就可以看出来。

筋经门歌诀：筋经有始，动静无端，千姿万式，虚实自然。

自然门歌诀：动静无始，变幻无端，虚虚实实，自然而然。

明末清初的四川是一个名家高手聚集的地方。此时中原大地风云骤变，兵灾连连，人民叫苦不迭。四川盆地易守难攻，正所谓：蜀道难，难于上青天！一夫当关，万夫莫开！再加上都江堰灌溉的沃野千里，使其不仅成为偏安一隅的天府之国，更是一个避难者的天然福地，不少名家、高手、僧道，甚至逃犯、死囚等都向四川聚集。这期间，无数义士仍怀着反清复明的希望不断奋斗着。顾炎武在陕西云台书院讲学，暗中聚集反清复明义士，组织汉留社。其影响很大，在全国各地都有分社与组织，其活动更是遍布全国。聚集到四川的这一批人也逐渐组织起来，互相交流、支持。这些人中有不少奇人异士，他们既有技艺又有智慧，眼看清廷江山日益稳固，报国无门，便希望把自己这一辈人的技艺、学识传承下去，把中华民族真正的精华加以整理，去芜存菁，以待来人。经过各家高手的不断交流、融汇，这一时期形成了很多功法和门派，筋经功就是在这样的背景下诞生的。

由于清廷官府忌惮百姓造反，严禁民间习武，凡练金钟罩、铁布衫、易筋经、金家功的，罪及斩首。所以，筋经功只能暗地传授，偷偷习练，因而不见诸文字，流传范围较窄，鲜为人知。然而，由于师门严训，要求门人只能传授贤徒，入门者既要具备传承功法的身体与智力条件，更要具备良好的道德素质。徒弟需长时间跟师学艺，师父言传身教，不断考核徒弟的言行，这样不仅确保功法的有效传承，更有助于培养后辈的德行，树立门风，因而本门才能长期秘而不衰。

笔者年幼时有幸经民国大侠杜心武介绍，拜在李道长门下，继承筋经嫡传。此后谨遵师命，勤勉修炼六十余载，虽历经劫难而修持不坠，终有所悟，除了使自己身康体健外，还运用此功为民众治病疗伤，解除痛苦。比如曾为第24、25届奥运会中国跳水队治疗运动损伤，助其勇夺数金，还曾数次为国家领导人及国际友人治病疗疾等。

师父授技之时，也有所谓"只可单传，不可外泄"的教诲，然而，笔者深感千百年来，武术界帮派、门户等意识的影响太深，曾使我们吃了不少亏，同时大大阻碍了传统武术与炼养的健康发展。为了传承与弘扬祖国优秀智慧结晶，故不揣鄙陋，愿献出秘传的筋经功，一者纪念先师，二者奉献社会。

第二节　我的师承

我一生中有过三个师父，按时间顺序，他们是：杨少云老师、家父王子光和李杰大师。我今天在道医、道功及武术上的造诣和取得的成绩，与他们对我的精心培育和谆谆教诲是分不开的。

岁月流逝，时至今日，虽然他们都已作古，离我远去，但他们的音容笑貌仍历历在目，未能稍忘，好像还时时在点拨我的武艺，指导我的为人。

一、开手师父——杨少云

杨少云是我的第一个师父，按武术界的行话，叫"开手师父"。1945 年我拜杨少云师父学武，学了将近两年。

杨少云师父长得敦厚结实，性格刚强。他是我父亲在军队上的朋友，二人是广州黄埔军校的同学，因为都爱好武术，结拜为异姓兄弟。我的母亲死得早，父亲担心让我进一步习武在操练要求上他下不了狠心，决定易子而教，把我送给杨少云师父做徒弟。杨少云师父的小儿子和我差不多岁数，二人正好结伴学武。

由于我当时年龄太小，对杨师父的情况和经历知之甚少。只知道他也在旧军队里干事，还当过武术教官。他的功夫精湛，武艺高强，凡少林内外功夫无一不晓，无一不精，且通晓内外医科，尤长接骨。不知什么原因，他后来脱离了军队，离开了四川，听说在海南岛一带卖药行医。我记得他离开四川时，父亲和我一直把他送到成都才分手，从此就再也没有他的音讯了。

虽然杨少云是我的第一位师父，但对我习练武术、内炼和医疗影响最大的还是我的父亲和李杰大师。他们两个都是具有浓厚传奇色彩的人物。他们的生平际遇和经历，比较真实地反映出旧中国武林中人的情况。

二、家父王子光

我的父亲本不姓王，而姓邓，原籍是山西省忻县，大约1896年出生于山西的一个武林世家。

我的高祖曾于1770—1786年乾隆在位时做过朝廷的武将。听父亲讲，因为高祖武艺不凡，当时还颇有名气。后来，高祖的儿子——我的太祖也做了清朝的武将。到了我祖父的时候，不知什么原因，得罪了朝廷，遭来横祸，弄得家贫如洗，日子艰难异常，只得举家南迁，逃到了四川的剑阁定居下来。祖父后期，穷困潦倒，子女又多，生计维艰，无法支撑，迫于无奈将我父亲给了剑阁王家作养子，改姓王，字子光，号联玺。王家是当地的大户，人丁不旺，收养我父亲就是为了增加劳动力，所以很快就给他娶了一个21岁的年长妻子唐氏。

唐氏出身贫苦人家，为人心地善良厚道，对比她小许多的丈夫非常关怀体贴。当时我父亲在读私塾，每天都要来回行走十里的崎岖小路才能到学堂。王家虽是大户，但对我父亲和下人却十分吝啬刻薄。父亲因为从小跟着祖父练功习武，人又长得高大，王家给他的饭不够吃，总是感到饥饿，因此不愿意到学堂去。又因为饭食油水太少，营养不良，晚上老是尿床。好心的唐氏每晚都耐心地照顾他，并在白天做饭时偷偷将一块玉米饼子藏在枕头下，晚上上床后给丈夫吃。

不知怎么的，这件事走露了风声，让狠心的王家婆知道了，她认为唐氏的行为大逆不道，派人把唐氏架到王家祠堂内审问。唐氏怕我父亲受到连累，便矢口否认偷过玉米饼子，因而被王婆当着众人面百般谩骂凌辱，掌嘴罚跪。唐氏痛哭流涕，受尽人格侮辱，一气之下，于当晚跳下堰塘自尽了。我父亲目睹了这一切，深受刺激。唐氏是为他而死的，唐氏死得太冤枉！他感到悲愤万分，为了给唐氏报仇，他放火烧了王家的房子，逃出了剑阁，到了绵阳，后来又到了成都，开始了他新的生活。

在成都，十五岁的父亲参加了凤凰山的新式军队，从此踏上他漫长的军旅生涯。那时候，他从军的目的很简单，就是为了混碗饭吃。当时的军队训练以国术（即传统武术）为主，由于我父亲自幼跟着邓家祖父习武练功，学过一套套完整的武术、内炼和伤科治疗本事，具备了相当好的武功基础，加上他聪明伶俐，体格强健，心灵手快，很快在军队系统训练中脱颖而出，从一个不起眼的小兵成了一个武术超群、引人注目的人物。旧军队请来传授国术的教练也有一些功夫不凡、确有实在武艺的人物。在军队受训的这些年，对我父亲武术的精进是大有裨益的。在祖传武术、内炼的基础上，我父亲的技艺从广度到深度都有了极大的拓展。在以后几年的战斗中，我父亲骁勇善战，机智灵活，受到了军队的重视，当上了敢死队的班长，后又被提升为敢死队队长。他不怕死的拼命精神、高深的武功和直爽豪放的性格得到了上司的赏识，被送到孙中山先生在广州开办的黄埔军校第二期受训。

1926年，父亲还未从黄埔军校毕业，便参加了闻名中外的北伐战争。作为一名军官，他在战斗中总是身先士卒，屡立战功，颇有名气。到了北伐战争结束的时候，他已经升任国民党某军的参谋长了。抗日战争爆发后，我父亲调到冯玉祥将军部做军官，率军在东北一带抗击日寇，他亲自参加一次又一次的战斗。有一回，部队和日军遭遇上了，他挥舞马刀，一口气刀劈日寇数人，一时被传为佳话。

1942年，我父亲调到当时的陪都——重庆工作。这时，政治让他厌倦，无休无止的厮杀也使他觉得心力交瘁，他全身的重伤达七处之多。从此，他不进官场进战场，终日习武练功，研究国术。这既是他一生的爱好，又可以躲开世事，寄寓拳足。在这个时候，他在重庆结识了不少著名的国术家，如杜心武、张之江、万籁声等等。杜心武是孙中山的镖师，自然门的掌门人；万籁声是杜的徒弟；张之江是当时中央国术馆馆长。家父和他们经常在一起切磋技艺，互相交流，在振兴武术方面，做了不少有益的事。

1944年，家父彻底离开军队，回到剑阁老家，开始了不问世事一心向武的归隐生活。新中国成立后，他曾是地区政协的负责人之一，于1951年病逝。

父亲的为人处世，对我的一生有着深刻的影响。他身材高大，有着一米八四的个头，浓眉大眼，完全是一副标准的"武夫"形象。他深受传统武林的影响，一生从不相信鬼神，只相信拳头和刀枪，对武术痴迷极深。

他的个性同他的外貌是一致的，刚烈正直，倔强粗暴，见不得半点不平事，但处理方法比较简单。还记得我小时候亲眼见到的一件事，县上一个姓胡的袍哥大爷调戏一位卖唱的女子。这事让我父亲知道了，派我哥哥去解救，没想到我哥哥反而被胡大爷的弟兄包围起来。我父亲勃然大怒，便一个人赤手空拳跑去找姓胡的兴师问罪。当地人都知道我父亲武功厉害，胡大爷也不敢得罪他，不仅放了我哥哥，也放了那位卖唱的女子。我父亲气犹未消，大声教训那个胡大爷："你白披了张人皮，做人就要像个人的样子！"他一生好打抱不平，用他自己的话来说，"我眼里容不得丁点儿沙子！"当然，他一生也为这个好打不平吃了不少亏。

他性格虽好胜好强，但知道错了，从不掩饰，不原谅自己。我小时候在私塾读书，老师让我背《幼学琼林》，我因为淘气不好好背。那个时候教私塾的老师极重师道尊严，手中随时拿着鞭子。见我不好好背书，顺手就给了我一鞭，我回嘴反抗，他就把我的帽子扔到火盆里烧掉。碰巧我父亲见到了这一幕，觉得老师打学生可以，烧帽子就太过分了，便说了一句不满的话。老师听见了，也没直接和我父亲冲突，只是反复在嘴里嘀咕："尧舜天子，桀纣天子……"我父亲听见这话忽然改变态度，向老师承认错误，还当着老师的面打了我。当时我还不明白，为什么老师一说"尧舜天子，桀纣天子"就使父亲转变了态度。长大以后才明白那是老师拐了弯的话："你儿子就算是个天子，如果教得好是尧舜，教得不好就要成桀纣。"由此可见我父亲这人性格耿直，知错就改。

豪爽重义、善结交朋友，是我父亲为人的又一特点。他不重官场的虚名，也不看重金钱，就爱交朋友。他最恨欺侮弱小，最肯帮助穷苦人，每每逢年过节总要给穷人捐施钱物。当土匪骚扰百姓时，他总是带队冲在最前面，保护乡邻的安全。

他既是我的严父，又是我的严师，是他坚决主张、支持我习武，又是他传授了我祖传的武功，为我安排了习武之路。

作为师父，他再严厉不过了。记得小时候练武最苦的事是蹲桩，父亲要求我按照一定的姿势蹲下去，一动不许动，屁股是什么高度就是什么高度。站久了，不仅两腿麻木，屁股也悬不住，总要往下掉。只要屁股稍稍改变位置，一直提着鞭子站在后面监视的父亲就朝我抽鞭子。于是，我再也不敢动了，无论多难受也要站满规定的时间。这种对功夫的严格要求后来慢慢成了我的自觉行动。

对于做人，父亲对我的要求更是毫不含糊。幼年时期，我是个淘气包，和一群不懂事的孩子们聚在一起，就常常搞些恶作剧。记得街口有个卖卤肉的谢老头，他做的肉味道特别好，摆在竹编的圆簸箕上，簸箕下面用三根竹棍做成的架子支撑着。那时还没电灯，谢老头总在圆簸箕上点一盏油壶照亮，所以大家都给他取个绰号叫"谢壶子"。我们这群在街口玩耍的小孩被卤肉发出的香味逗得涎水直流，想吃，又都没钱。有人出了一个坏点子，我和两个娃娃走到谢壶子面前假装问价，和他说话，同时在油壶亮光照不到的地方用一根绳子拴在竹架上。远处一个人拉动绳子，竹架倒了，肉摊子当然也倒了。我们几个就趁乱抢卤肉吃。谢壶子把这事告到我父亲那里，父亲的脸都气青了，把我狠狠重责一顿，还要我向谢壶子下跪认错，并赔了全部肉钱。父亲总是教训我要老老

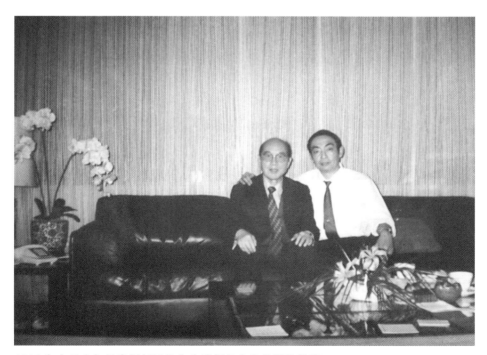

1992 年在日本与父亲旧部马俊先生谈起父亲生前种种往事

实实做人，一不欺、二不哄，不是自己的不要贪、不要骗。

父亲对我的教诲，尤其是他的言行对我影响极深。我一生也是好结交朋友，却常常缺乏眼力，不过内心是满足的，因为我"奉献"了。在我读师范时，父亲已去世，家中极困难，靠助学金为生。但当一位同学为假期没路费回家而苦恼的时候，我把仅有的两条裤子卖了一条给他作路费。师范毕业时，我把自己的被盖、衣物，全都送给了困难的低年级同学。工作以后，有农村的学生交不起学费，我常悄悄地用自己的工资垫交。我见不得别人的困难，只要知道了，我又能出一把力的，总想伸出手来。

我还见不得邪恶，一见着就手痒。这种事很多，也给我惹过一些麻烦。记得读师范的时候，因为家贫每个假期都要想办法挣钱。1954 年暑假，我应邀在重庆北碚艺新话剧歌舞团演出。我会翻很漂亮的跟斗，会唱歌，还会拉琴。演出完后我搭船回校，船过苍溪县临江渡，见一背着小孩的妇女站在跳板上与船夫发生争执，那船夫竟把她推下河去。我顿觉不平，跳上跳板与那船夫讲理，骂他"没有人性！"不曾想那人一句话不说却推动跳板，我完全没防备他会有这一手，便被推下水去。下河之后，我趁机先把那妇女救上岸，正要找那船夫算账，他却早已开船溜了。我气得拣起河滩上的卵石就朝船上掷去，因为力气大，居然掷到船上。那船夫气急了，仗着人多，便划回来，上来四个汉子，以为我是个毛头小子好收拾，便一齐出手了。我左一拳右一脚，三下两下就把四个精壮汉子打翻在地，再也没有谁敢来找我的麻烦了。我另外找了一条船，让那妇女搭船走了。

再举一个例子。1977 年 8 月的一天，我带着 7 岁的孩子上街，在商业场附近，忽听人声喧哗，后面一群人在喊："抓住他！"前面只有一个身高一米八多、披一件外衣的大汉在跑，好像是要抓他，我正想出手，那大汉也朝前面喊："抓住他！"究竟要抓谁？我弄不明白了。就在犹豫的这一刹那，那大汉已经跑远了。后面的人追上来，一个劲儿埋怨我，怨我为什么不抓住那大汉。我也没有解释，因为牵着孩子，我只能望着他们远去。我带孩子到红旗剧场门口赶车，孩子悄悄拉拉我说："那就是刚才跑的那个人！"我一看，站在不远的那个大汉虽然已经没有披外衣，但那身架、样子以及气喘吁吁的神态都证实的确是刚才前面跑的汉子。于是我闪身过去，没等我出手，他就冲我一拳打来，交手不到两个回合，我就把他打倒，并捆住了他双手的大拇指，把他送到了派出所，才知道这人是逃跑近十次的大惯犯，派出所一再感谢，说我"为民除了一个大害"。

三、"欢喜道人"李杰大师

李杰大师字太清，号永宏，人称"欢喜道人"。他于同治十二年（1873年）出生在四川江油县明镜乡，1983年仙逝，高寿110岁。他从小天赋超群，聪颖过人，喜欢挥拳弄棒，练习拳脚，7岁进私塾攻举业，22岁考中秀才，是明镜乡出的第一位秀才，后来他又中了武举，为此受到乡里的爱戴和称颂，还在江油县和剑阁县都当过私塾老师。可是后来，李杰大师又成了道士。他是怎样走上这条道路的呢？前些年我才从剑阁县编县志的朋友那里了解到李杰大师比较详细的经历。

光绪年间，清廷腐败，卖国求荣，横征暴敛，民不聊生。和全国一样，川北各地义和团也风起云涌，明镜乡的乡民也举刀执矛加入了杀贪官、诛洋人的行列。对于以慈禧为首的清廷卖国求荣的行径，李杰也非常气愤，经常给学生讲中国的历史，指责洋人妄图瓜分中国的野心，表现出极大的爱国热忱。光绪三十二年（1906年），同盟会四川党人李实来江油联络义士，组织同盟会，俟机起义。李杰极为赞赏同盟会的主张，很快便加入该会，并成为其中最活跃、最坚决的骨干分子。经过一段时间的力量积蓄，同盟会认为时机已经成熟，便对江油县衙发起了进攻。在这场围剿县衙的战斗中，李杰大师手执一把亮闪闪的铡刀，亲手砍掉了悬挂在大堂上的从来就名不符实的"明镜高悬"的匾额。

这件事当时在全川震动很大，统治者惊恐万分，四川总督锡良派遣巡防总领张孝候率部到江油镇压起义。大兵压境，来势汹汹，同盟会势单力薄，人数极少，又缺乏训练，自然寡不敌众，许多同盟会的会员倒在了血泊之中。李杰大师因为武功高强，一连打翻四五个清兵才冲出重围，保全了性命。官府没抓住李杰大师，便抄了他的家，还四处重金悬赏缉拿他。李杰大师东躲西藏，想重举义旗，但同盟会受到重创之后，会众再也聚不拢了。一气之下，李杰大师上了四川灌县青城山，出家从道了。

李杰大师当了道士之后，生活完全是另外一个境界。成天不问世事，只是烧香课经，敲钟除尘。大家不知道他的来历，更不知道他还是个秀才和武举人，只是凭他识字明理，对《道德经》与《太平经》等经卷有很高的理解能力，从而猜测他来历不凡，学问不浅。加上李杰大师做什么事情都一丝不苟，对人又好又和气，所以上山半年之后，他就被王真人正式收为弟子，赐号"永宏"，封为"欢喜道人"，道观还为他举行了命名仪式。这个道观属于全真教，按教门传承字辈，李杰大师是永字辈，其辈分《字第》顺序是：

道德空玄静，真常守太清。

一阳来复本，合教永元明。

至理宗诚信，崇高司法兴。

"欢喜"二字可以说是对李杰大师性格的准确概括，他一天到晚总是乐呵呵的，一开口就笑，无论遇见什么事情，都一笑置之，从不愁眉苦脸，好像不知道忧愁为何物。不知道的人，还以为李杰大师一生遭遇顺畅通达，没有什么忧烦苦闷。其实，从上面的叙述里，我们可以知道，李杰大师一生经历坎坷，险象环生，家破了，自己的性命都差一点难以保全。可是，面对这一切厄运，他表现出一种达观的人生态度。

由于对宗教的虔诚信奉与修炼，他这样一个风樯陈马的勇士一下子变成了清心寡欲的道徒，同时，他又以自己精湛的医术普救众生。在山深林密的道观中，他潜心研读《道藏》《周易》等经典，三四年工夫，他就苦读细研了能到手的大量道学和医学的典籍，积累了丰富的有关炼养和中医药知识。为了进一步提高技艺，他身体力行，开始了云游生涯，遍游了峨眉、鹤鸣、云起、清虚诸山，求道访友，并为各地百姓治病，走一路治一路，一律不收钱。

1916年，李杰大师来到了剑阁县秀钟山青桠观（后更名灵隐寺），他爱上了这里的山清水秀，便住了下来，一待就是十几年。除了继续从事道教活动外，他绝大多数时间习武练功，给人治病，闲暇时他还爱挥洒翰墨，吟诗作画。他的书法尤精篆书和云体字，绘画更是自成一体。他的小手指甲留得很长，作画时就用又尖又长的右手小指甲壳装满墨水，在特制的粉板上，描绘丹青。所画大多是花鸟虫鱼，绘成后，用一张宣纸覆盖其上，轻轻拓一拓，于是宣纸上就出现了浓淡相宜、栩栩如生的花鸟虫鱼水墨画了。这别具一格的指甲拓画法是李杰大师的独创。

李杰大师入道之后，本想抛开红尘，循入仙境，但残酷的世事总要把他时时拉回到现实中来，那是因为大师有一颗正直的心。1935 年，中国工农红军第四方面军来到剑阁秀钟山，住进了道观。红军处处替穷苦百姓说话，反对官府和土豪劣绅，这一切使李杰大师对红军产生了好感，与红军建立了良好的关系，帮红军写标语，搞宣传。只是一个月以后，红军就开拔离开道观，北上长征去了。红军前脚走，还乡团后脚就到，上山要抓李杰大师，幸好他跑得快，才躲过了这场祸事。

以后，李杰大师仍然精研岐黄，熟读《内经》及金元四大家。他精通人体经络、阴阳五行，对于跌打损伤之类的伤科疾病，手到病除。一次，一位上山砍柴的农民不慎摔下山崖，全身多处粉碎性骨折，生命垂危，大家都认为不可救治了，只有等死。李杰大师却收下了这个病人，他先对其施以道家的一种特殊手法——理法，即顺着经络将气血理顺，吻合骨质裂痕，再发放内气为其治疗，然后调制了接骨丹给他外敷，制鳌散让其内服。经过一个多月的治疗，不仅挽救了病人的生命，而且连病人的手足都保住了，病人还可以下地干活。如此神奇精道的医术，使见者瞠目结舌，无不以为是神仙下凡。

除治疗外伤以外，他对各种杂病、妇科、疑难病症亦有奇功妙方。他除了以中药、膏散治病以外，还间之施以符箓化水。每逢当地赶集之日，不分春夏秋冬和晴天下雨，他总是在中街搭一张方桌，摆好纸张笔墨及一张使用了多年的太极八卦图，或是医病，或是卜卦。他对来算命求医的人总是有求必应，因为医术高明，李杰大师的名字远近闻名，成了当时剑阁县无人不知、无人不晓的神医。每次赶集结束，他接待过的人总是数以百计，可见其盛况。

李杰大师是一个轻富贵、安贫贱的人。他给富人看病治伤、卜卦算命，一律收钱；而对贫苦百姓则是一律免费，而且义施药剂。每次集市完了，他都把收到的钞票统统装进一个小布口袋。回到青梿观后，就把口袋里的钞票往罐子里一塞，就什么都不管了。以后钞票贬值，甚至作废，他就把罐子里的钞票拿出来糊墙壁，或者用钞票折些纸娃娃什么的，给附近的孩子玩耍。

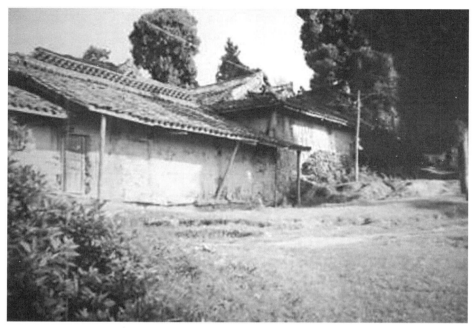

青桠观庙宇建筑遗址

李杰大师好结交侠义之士，他们经常在一起精研武艺，谈玄论道。他有两位挚交，如前所提及，一位是闻名皖鄂的华阴道人，一位是一代武林奇人徐志清。

他们三人既同属道门，又惺惺相惜，彼此相契，故结拜为师兄弟。大师兄为华阴道人，二师兄为欢喜道人，三师兄为徐矮师。从年龄上看，徐矮师最年长，华阴道人次之，欢喜道人居末。但从学问、技艺、修养等综合方面来看，三人共推华阴道人居首，欢喜道人居次，徐矮师因为疏于文墨，故自居其末。三人之间无话不谈，彼此互通有无，相互融汇。

李杰大师一生只收了两个徒弟，除了我之外，还有一个他早年收的弟子。我这位师兄是个木匠，为人憨厚，心地善良，主要向师父学习医术，学成后下山行医为生。师父晚年收我为徒，赐道名"元阳"，按辈分属于元字辈，道号"丹真子"。师父将毕生心血传授于尚且年幼的我，除了武学和医学，师父还陆续传授了筋经门的全套功法和思想理论，让我把筋经门传承下去。

晚年李杰大师来到成都，漫游于青城山与青羊宫，总是在这两处道观停脚。

他依然像过去一样的练功作场，谈议道事，有时也给人治病，恬静淡泊，逍遥自在。新中国成立后，他也没有还俗，隐逸青山绿水之间，云深不知处。

四、师尊奇异录

在我跟随李杰大师的岁月中，他不仅以崇高的情操和良好的武德吸引我，而且以其高超的功夫使我崇拜得五体投地。在我看来，他的功夫除了博大精深之外，还有些玄妙，道不明，说不清。我有幸目睹过他那奇异的功夫，也从别人那儿听到过关于他武功的奇异传说。过去我从不愿意对别人透露这些细节，一是怕别人说我宣传封建迷信，二是怕别人不相信，认为我撒谎或者是痴人说梦。好在这些年来，随着人体科学的兴起，人们开始用科学来解释并研究一些在常人或正常状态下不可思议的事情。如今是连科学家也都承认并断言，人类对自身的认识还是远远不够的吗？尊重事实，我想这是科学的态度。这里我介绍几件有关李杰大师奇异功夫的事实，其中有我亲眼目睹的，也有我比较信任的人讲述的。

1949 年 9 月的一天，也就是我同大师分别的那一天。我给大师行了辞别礼，聆听他的临别教诲。他说："你千万记住，练功勿忘，切不可轻易丢失所学到的东西。"和大师相处这样久的日子，他对我这样好，师徒情深，一听他提起离别，我心里就很难过，很不愿意离开他。我看大师的感情也是这样的，他依依不舍地将我们父子送出道观。父亲一再请他留步，他没有停脚，又一直把我们送出半里多地，才依依惜别。这时，一件神奇的事发生了，是我和父亲两人亲眼看见的，使我永生难忘。现在回想起来，当时的种种细节依然历历在目。

父亲一再请大师不要送了，大师回身刚走两步，又突然停住脚步，转身双手抱握在胸前，微笑着对我父亲说道："子光，送君千里，终有一别。有机会见到杜公（即杜心武）时，代我致候。现在兵荒马乱，再见也难。看来蒋家的天下是气数已尽了，我看就好像……"说到这里，他停住了话语，抬头上望，双眼紧盯住路旁一株大柏树的枝杈。突然他一闪身，右手临空一掌，同时发出一声"嘿！"其声振荡山谷。这时只见那枝高高长在柏树上的树杈，咔嚓一声，整枝都被击落下来。当时我惊得目瞪口呆，说不出话来。要知那树枝足足有酒杯那么粗，居然手也没沾就折断了。这时我父亲连声称赞："大师好功夫！好功夫！"李大师微笑着摆摆手："不送了，多保重。"我连忙给大师跪下磕头，大师在我头上拍了拍，然后头也不回地走了。

我与父亲走了一会儿，回头见大师已走了很远。这时，家父沉默了，他放慢了脚步，我从他眼里看到疑惑不解的目光。他心神不定地对我说："刚才的事情真叫人难以相信，是否有假呢？"沉吟片刻，我父亲又说："走，我们回去看个究竟！"父亲从小一直生活在军队中，长期的戎马生涯，南征北战，使他相信只有枪炮、刀剑、拳头才是货真价实的，而对玄门异术是从不相信的，所以他对刚才的所见有怀疑。于是，我们又回到了刚才击落柏树枝的地方。父亲非常认真地四处观察、搜寻，还把我托起来，要我仔细看看树上是否有人爬过的痕迹。我顺着树杆环绕了几次，认真地看了几遍，也没有发现任何痕迹。父亲这时又问我："当时树枝落下来以后，你发现树上有什么动静吗？是不是有人在树上？""没有呀！既没什么动静，又没见其他的人，难道你看见了什么吗？"我反问他。他摇摇头，说："不可能有人的。这里四周围都是小树，又很空旷开阔，被击落的那株树的树叶也不很繁茂，一眼就可以看穿的。哪里能藏什么人？！"经过这番仔细搜索和分析，父亲彻底信服了，他感慨万分地说："天下之大，无奇不有，真是山外有山，天外有天。李道长真是奇人啊！"

其实，对李杰大师的神异功夫，在这之前，我还见过一次。那是我第一次上青㭎观的时候。有一天，山下有一小孩病危，师父下山去给他治疗。已经是下午了，大师还没回来。忽然间变天了，下起倾盆大雨，这时天昏地暗，雷电交加。想起师父还在山下，我便连忙拿起斗笠去接他。山下面有一条河，河面约15米宽，河上架了一座木桥，是上山的必经之路。这时，因为山洪暴发，河水陡涨，如一匹脱缰野马汹涌而下，那座木桥哪里经得住洪水的猛烈冲撞，早就被冲得无影无踪了。我没法过河，只好蹲在河这边一个岩洞口等大师。

过了不久，大师的身影在河对岸出现了，我大声呼喊他，但这时候雨声、雷声和山洪暴发的轰鸣声震天动地，我这点微弱的声音他一点也听不见。我思量着他怎样才能从河那边走过来。桥是不能过了，渡船也没有，即使有，也冲不过洪水呀！正在我犯愁的时候，只见李杰大师沉着冷静地打量着汹涌澎湃的洪水，然后将道袍在腰间一扎，裤腿挽到膝上，镇静地走到河边，朝湍急的河水走去。那还了得，不要命了吗？我大声阻拦大师，和刚才一样，我的声音被雨声、雷声、洪水声压住了，大师的脚步没有停。奇迹出现了，大师居然从那洪水中走过来了。

这时，我的惊讶是难以形容的，我甚至不敢相信自己的眼睛，可这一切都是活生生的呀！这河面虽说不宽，但山里的河流落差大，山洪冲来，河水凶猛万分，不要说是人，就是大水牛下去也会被冲走的呀。那座木桥不是就被冲走了吗？可是

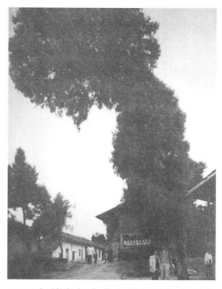

2005 年笔者与夫人回到幼时住庙时的青桴观，身旁的大树即为当年李杰大师凌空劈断树枝的松树

李杰大师却轻飘飘地走过来了。回到青桴观后，我把这件事向一个道童讲述了，我以为他会大吃一惊，不料他对此一点也不感到惊奇。在他看来，我看到的只是九牛一毛，不值一提的。

1955 年我在绵阳读书时，在丰谷镇见到了一位从卧龙山来的"火居道士"（在家修行道士），他向我讲了李杰大师的一件奇事。他说欢喜道人会"定身法"，这是他亲眼看见的，而且不止一次见过。1946 年的秋天，他与李杰大师去太华山住道观。一天下午，两个人去后山准备把已经砍好的柴背回来。刚到柴山时，看见有两个汉子背着柴捆走出山林，大师一看便知这是自己砍的柴被人偷了。汉子见到大师，知道是柴的主人来了，于是突然转身就跑。这时大师大喊一声："站住！"两个汉字不仅不听而且还加快了步伐逃走。这时大师将右手的食指与中指并在一起，成剑指向两个汉子连续指了两下，两个汉子就奇迹般地突然停住了脚步。他和大师两人走到汉子身边，从他们背上取下柴捆，大师笑着对他们说："你们走吧？"两个汉子早就吓呆了，好一阵子才苦笑着说："我们走不动呀，不知怎么脚也不听使唤，请师父高抬贵手！高抬贵手！"大师哈哈大笑，

笑完之后才教训他俩："以后不要再干这等事了！"将右手掌在二人身上分别一点，那两个汉子这才得以动弹，不好意思地赶快走了。

1986 年，我又从成都青羊宫年过八旬的刘理钊道长那里听到了李杰大师的一件奇事。有一年冬天，正值寒冬腊月，天寒地冻，气温很低，大家都躲在房子里，围着火炉烤火，而李杰大师竟然身着单衣，在青羊宫旁的二仙庵内，坐在冰凉的土地上，一坐就是三天三夜，也不吃不喝，可周身上下却还在冒热气。惊得不少善男信女跪在他周围，以为是神仙下凡了……

李杰大师一生充满了传奇色彩，因而他的传奇故事就特别多。我在这里举出的四个例子，两个是我亲眼所见，两个是很可靠的人转述，其真实性是不容怀疑的。我现在在这里向广大读者讲述这些事，一是表达自己对恩师的深深怀念，二是想让更多的人知道，中华武术、内炼之所以拥有如此巨大的魅力，正是由于有像李杰大师这样的许多老前辈努力开拓的结果。

第三节　从道录

一、自幼习武

我的习武生涯是从八岁开始的。

前面曾经谈过，我的第一位师父杨少云是家父在军队的好友，他当过军队的武术教官。听家父讲，杨少云师父在旧军队中因武功超群很有声望。在他的指导下，我每天利用早晚时间，在剑阁县观音阁和武庙（真武宫）一带习练武艺。

我自幼生长在一个武术世家，耳濡目染，本来对武术就很痴迷，所以对杨少云师父的传授，我是兴致勃勃，学得认真，练得起劲。杨少云师父见我年纪虽小，却学得如此主动积极，心里很是高兴。从此，他除了继续对我加强武术基本功的训练以外，还特意加大我的训练强度和难度。在我的记忆中，这两年的训练几乎是不分酷暑严寒，数九寒天也好，三伏暴热也好，总是天天坚持，不敢松懈。练习当中不管怎样苦和累，不完成任务我是不敢休息的。严师的严格训练，使我的武功有了长足进步。等到杨少云师父脱离军队去海南行医卖药时，我的武术基本功已初步完成，并顺利通过了家父的检验。

记得在跟杨少云师父学习的这两年时间里，他向我传授了形意拳、六合拳、双头枪、一套九州棍法及一般疗伤手法。

形意拳属于内家拳，不仅塑造体格，同时还修炼心志。形意拳以五行和十二形为基本拳法。五行为金、木、水、火、土，对应为"劈、崩、钻、炮、横"五拳；十二形来源于十二种动物：龙、虎、猴、马、鸡、鹞、燕、蛇、鼍、骀、鹰、熊，乃战国时代鬼谷子于云蒙山中观察动物所创。

形意拳是遵循五行相生相克的哲理进行的。

五行相生为：

金生水，水生木，木生火，火生土，土生金。

五行相克为：

金克木，木克土，土克水，水克火，火克金。

拳法的五行属性为：

劈拳属金，崩拳属木，钻拳属水，炮拳属火，横拳属土。

拳法相生之理为：

横拳生劈拳，劈拳生钻拳，钻拳生崩拳，崩拳生炮拳，炮拳生横拳。

相克之理为：

劈拳克崩拳，崩拳克横拳，横拳克钻拳，钻拳克炮拳，炮拳克劈拳。

形意拳的五行也对应着人体脏器的五行，练习形意五行拳能促进相应脏器的功能。比如劈拳，简单说就是用手一挥一回，好比人的一呼一吸。五行里劈拳属金，而肺也属金，所以练劈拳能养肺，人的两条胳膊对肺有直接作用。钻拳属水，而肾也属水，所以练钻拳养肾，对肾水不足的人特别有好处。因为金生水，所以只要劈拳练好了，那么练钻拳就容易了。

练形意拳要养成"上虚下实"的习惯，上身要永远放松，不要用力，功力一定要藏在下身。形意拳的功底就在腿上，站桩就是练功，站桩时要随时注意将全身的力量压在两条腿上，这样才能做到"下实"。

形意拳以衣服练功，讲究以手掌粘着衣服发劲。一定要按照"轻出重收"来练五行拳，实际上形意拳的根基就是五行拳。拳法之间随意而变，练到一定火候，要达到拳法虚实变幻，无招胜有招。

有人说得好，太极如摸鱼，八卦如推磨，形意如捉虾。太极拳的每一个动作都要轻、松、稳、准，好像小心翼翼地在水中摸鱼。八卦掌只要迈步一定要有两股劲，一虚一实，只要明白这两股劲的道理了，就能理解八卦掌的千变万化。练形意拳时要如同捉虾一样，出手时要轻、快，收手时手上要带着东西回来，就是"轻出重收"。

形意拳特别讲究炼精化气，它的形态既有男人的飒爽英姿，又有女人的妩媚柔情，这就是气的作用，也就是生机旺盛，有一种精神焕发的神态。形意拳大家尚云祥说过一句话："练拳如亲嘴。"意思是男女嘴一碰，立刻感觉就不同了。就是说练拳光练劲不行，身心都得起变化，这句通俗而形象的话把"炼精化气，炼气化神，炼神还虚"的大道理一下子就说明白了。

杨少云师父还教了我六合拳，我学了两套，即六合心意、形意六合。为何叫作"六合"呢？因为六合讲内三合、外三合。"内三合"就是精气神相合，"外三合"就是手眼身相合。内外相合，称为六合。技击特点是：直斗直往、以刚克刚、以柔克柔、形踪自如、随气自然、意在心定。步伐是步步加速、形如狂风、变幻莫测。

1946 年底，家父开始向我传授祖传的武功与医术。记得开始传授的第一天，家父很严肃地把我叫到他面前，对我讲起了高祖、太祖和祖父，还说要把家传的武功传授于我，最后反复叮咛："此功只可单传，不可外泄"等等。我当时因年纪幼小，不谙世事，对什么"单传"、什么"外泄"云云，也是似懂非懂，并不明白其究里，只不过见到家父神态严肃、表情庄重，觉得学习这个祖传的功夫一定很神秘、很重要。首先，在心理上就另眼看待，知道它是与杨少云师父传授的形意拳、六合拳之类不同的东西，因此特别重视，跟着家父习练时也尽心尽力，唯恐学习不卖劲，家父不"单传"了。学的人用心，家父传授的又有心，教学相长，在家父耐心细致的传授下，我学会了岳门、僧门和岳家裁手法（技击）的各套拳路、器械，以及祖传伤科手法、药法秘方等等。

岳门源于山西，假托岳飞所创，故又称为岳家拳。岳家拳套路很多，我主要学了头部、连成。头部从山西流传到四川的共有十一路，各路各取所长发挥，家父教授的与他们的路子大同小异，连成的情况也是如此。岳门的风格特点主要有二：

（一）拳一出手，变幻巧妙。出手上身要重要硬，勇武刚捷，站四平马步，意气要合一。直臂劈打（即肩臂用力）、一变三、三合一。出拳时，手法要外旋成圈，以六合拳的手法为主体。

（二）岳家裁法，即散手搏击。主要是分筋错骨，把人的韧带弄伤、骨头打断。至于手法的要诀，可以简单归纳如下：

手上有十八个字：擒、拿、封、闭、浮、沉、吞、吐、抓、拉、撕、撤、刮、挑、打、盘、驳、压。

脚下功夫有十个字：双拉牵虎势，暗藏金龙形。

下盘功夫有十个字：云卧单捞腿，猛虎滚连城。

歌诀为：脚东手西两相关，上下相同虎胆寒，纵遇英雄猛虎汉，好比蜻蜓扑泰山。

若对方打来，先用引手引他，以探虚实，然后再决定进攻的策略。一旦洞悉敌方较弱，就直接进攻踩洪门。若敌方较为强大，则采取从侧门进入，生擒捉拿。要知难而进，见拙不打、见势不打，虚虚实实，变幻捉摸。

对于一个孩子来说，武术训练是很艰难甚至是严酷的。当时，我除了习武之外，还要上小学，家父对我的文化学习要求也很严格。为了督促我学习，经常亲自对我的课程进行考核。面对严父的要求，我别无选择，没有玩耍的时间，没有更多的复习功课时间，除了努力再努力，起早摸黑地赶，没有别的办法。好在我觉得练功也很好玩，倒不觉得太苦，功课也学得顺利，总算练功和功课都完成了，不至于惹父亲生气。就这样，我整整练了三年的外功，武功大进，为我后来学习筋经功奠定了坚实的基础。

曾有人总结说："世上没有几个天生的好汉！"因为真功夫通过书本是看不来的，必须真人真传，掌握其中的关键。比如有的人专在肌肉上下功夫，却不在五脏、心意上下功夫，那是没有"功"的。如果与真正的功夫家对抗起来，也是不堪一击而已。俗话说，练拳不练功，到老一场空。而且，真功夫需要时间与汗水的打磨，它是不能速成的。速成的是打法、套路，是比划、表演，不是功夫。只有打法、套路，只图好看，那不过是沽名钓誉，糊弄外行，自欺欺人而已。而且练的时间长了，对自己的身体是没有好处的，容易暴病而亡，寿命只会缩短。养不好身体，更练不好拳。技击也只能对抗一般的人，所以速成没有多少好处。此外，还要文武并重，文治国，武安邦。俗话说：武人习武，匹夫之勇。文人习武，天下无敌。文武双全，才是修身治国之道。

家父见我勤奋好学，吃苦耐劳，认定我是一棵习武练功的好苗子，对我寄予了深切的期望，希望我能成气候。俗话说："名师出高徒！"家父认为要把我培养成武林高手，当务之急就是找一个武功高强的师父来传授点拨我。

二、遇恩师

家父在北伐时期结识了一位武林挚友杜心武先生，他不仅功夫精湛，且忠肝义胆，在当时武林颇有威望，有"大侠"之称，故家父首先便希望我拜他为师。

1946 年 11 月左右，我父亲带我在重庆磁器口的一个客栈里，会见了大侠杜心武先生。同行的还有家父在北伐时期结识的昆仑派高手萧炳章先生，他从北伐时期开始就一直追随家父在军队中干事。将近七十年后回忆起这段往事，仿佛还如就在眼前一般。

杜心武先生与我父亲两人可说是无话不谈的莫逆之交，但讲到拜师学艺这方面的请求，杜先生态度非常慎重，不轻易收徒或推荐他人拜师学艺。他起先是坚决拒绝的，很不情愿。当杜先生仔细看了我打完形意拳之后，倒是很满意，认为我是可造之才，就对我父亲直言："子光兄，你晓得的，自从离开先生（孙中山）后，我现在重操旧业，天天是提着脑袋跑江湖，你的娃儿天资很好，一来我怕没得精力去教他；二来我自己也是人在江湖，谁知道哪天就碰到危险了，很难保全这个娃儿。再说，子光兄，你是'守着桃源洞，怎不会神仙'呢。欢喜道人李杰就在此地不远啊。我推荐你们去拜他为师吧。"说完，便很爽快地写了一封信交给我父亲。

李杰大师的名声在当时的四川武林中颇为显赫，更是杜心武推重的武林前辈。记得那是 1947 年 8 月底的一个晴天，按照当时的武林规矩和世俗人情，经过一番精心准备，父亲就带着杜心武先生的信，同时让我和萧炳章带好 500 个银圆，领我到青桠观的庙里拜见欢喜道人李杰。

　　到了观门，只见大门紧闭。一阵敲门后，一个道童把门打开，父亲拱手作礼，说我们前来拜见欢喜道人，道童说道长不在，然后就欲掩门。父亲见状便紧接着问他道长往何处去了？何时能回来？道童只答不知道，然后就"嘎吱"一声把门关上了。我们只好先在庙前不远处找个地方歇歇脚。过了十几分钟，父亲想再回去问个究竟，于是我们再次敲门，但敲了许久也无人应门。没办法，父亲只好让肖炳章将杜心武的亲笔信从门缝塞了进去，然后带我们往山下走去。走了大概两三百米的样子，萧炳章突然说好像有开门声，于是大家回头一看，只见一个高髻长袍的道长哈哈大笑着迎了出来。他就是我终生难忘的师父——李杰大师。

　　李杰大师将我们引进庭院，进了丹房，双方再行见面之礼。家父性急地就要我行拜师之礼。他取出事先准备好的东西，让我头顶银盘，双膝跪地，口称师父，并行了跪拜礼。李杰大师笑着说了许多话，可惜当时我对这些高深的言语实在听不懂。大师说完之后，便从我头上接过银盘，这就算收下了我这个徒弟了。现在回想起来，能够成为李杰大师的入室弟子，这是我一辈子最大的幸

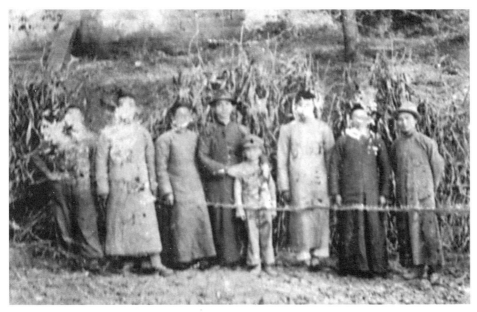

1946年拜见武学大师杜心武时，在重庆磁器口笔者（中）与父亲（左四）、武术家万赖生（左一）、钱程（左二）、杜心武（左三）、萧炳章（右一）合影（这是笔者唯一留下的一张小时候的照片）

运与福报。

拜师礼过后，他唤出一名道童，让道童带我出去玩耍，大师便和我父亲谈起话来。我不知道他们谈的什么，只是看得出这两个大人谈得很投缘，喜笑颜开，兴致勃勃，话语声中还不时传来大师的"呵呵"笑声。直到我回屋吃晚饭，他们两个仍然谈兴正浓。

第二天，大师便安排了我的作息时间，开始了对我的传授教练。我在观内的习武操练时间，大概是这样安排的：每天凌晨我就得起床，盥洗之后到后殿练功。早饭后一个上午的时间都听大师讲经要讲授《易经》。当时，我已是初中文化，另外在未读小学以前，我就在父亲的指导下涉猎了"四书"、《古文观止》《诗经》《千家诗》《论说精华》等等古籍。至今除了《论说精华》《诗经》以外，其他我都还能背诵。读这些古书为我学《易经》打下了良好的基础。每天下午李杰师父教我功法，晚上又指导我静坐。从清晨到深夜，安排得很紧凑。

因为我学练刻苦，悟性也还好，大师很喜欢，还给我取了一个名字：庆余，是从《易经》"积善之家，吉庆有余"一句取其意，意思是勉励我要积德行善。我本来的名字叫王应寿，为了表示对师父的尊敬，也为了记住师父"积德行善"的热切希望，从此我就以"庆余"为名了。

三、师父对我的指导

我在青桠观第一次随侍李杰大师左右的时间，大约有五十多天。在师父的悉心传授下，我学到了不少东西。除加深了对《易经》的理解外，大师传授了我一套"阴把八方剑术"和棍术，以及内炼的"坐、卧、站、行、动"等全部功法。其中，阴把八方剑术和棍术是李杰大师的绝技，至今除了师门，我还未见其他人士有所习练。它们只有八个动作，特点是动作简单，以作用力为虚，而以反作用力为实。在武艺实战经验中，虚实较难以捉摸，所以令对手防不胜防，无法掌握。

1948年7月，李杰大师到梓橦大庙山住，父亲又把我送到了师父的身边。第二次随侍大师左右的时间很长，我记得除了暑假的整整两个月外，下一学期还耽误了上课时间。这次除了传授功夫以外，还传授了道医、伤科疗法，特别是看指甲诊病及独特的药功与治疗手段。

一般而言，练武过程中，难免会有使劲过度而筋骨扭伤，或有气息调养不足而导致脏腑内伤，这时道家医理作为治疗保健的基础就显得格外管用。道家医学的侧重点就是伤科、骨折疗伤、各种疑难杂症，还有以指甲作为诊病依据的甲诊，我学有心得，曾有专著行世。

九月中旬的一天，我父亲来了，他和师父谈话到深夜。第二天大师把我叫进他住的房子，当时父亲也在场。他们两个都很严肃的样子，平素一贯笑嘻嘻的师父也收起了笑容。他亲自点上香烛，摆好供品，立好神仙牌位，然后把我叫过去，要我跪在神位前发誓。誓言是师父念一句，我跟着复诵，誓词内容是这样的："一要爱国爱民，二要惩恶除奸，三要济世救民，四要舍身救难，五要见义勇为，六要仗义疏财，七要保护弱小，八要尊师重道，九要苦练功夫，十要传授贤徒。"师父领着我把以上誓词说了三遍，然后要我单独背诵一遍。说也奇怪，我当时居然就全部背得，师父当然很高兴。

等我背诵一遍之后，师父说："今天你是跪在神位前，当着师父的面发了誓言，今后天长日久，如有违今日之誓言，有违师长之教诲，口是心非，必犯天杀，天神共诛，不得好死。"如今将近七十年过去了，我一直牢牢记住誓言，未敢触犯。倒不是因为我迂腐愚忠，我认为这十条誓词都很有道理，继承中国传统之道德标准，更是我们习武之人最起码的德行。尤其前面八条都是为人处世方面的修养，着重在人品方面的陶冶，只有最后两条才跟练功有关，可见我的师父对人品修为的注重，实在远远超过练功习武的拳脚动作。发过誓言的第二天，我才算是被师父承认收下为弟子。时下的读者可能不太了解，当时练武还是传统拜师学艺，正式行完拜师礼后，才有机会学到真本事。

接下来师父又开始教我一套新功法，叫"息猫功"，有点像俯卧撑。此功先把两手平放在地上，指尖向前，腹部向下，两脚尖打直触地，按这样的姿势上下来回撑三五次；然后，其余姿势不变，两手指尖相对，上下来回撑 5 次；接下来，仍然只改变手的方向，两手指尖各分向左右，掌根部相对，上下来回撑 5 次。做完之后，活动放松手腕，稍微休息片刻，再将两手指尖触地，如猫抓地，上下来回撑 10 次；后调息一会儿，屈起小指上下撑 5 次；再屈起无名指上下撑 4 次；再屈起中指上下撑 3 次；再屈起拇指上下撑 1 次。每个姿势都要求满吸一口气，闭住，再上下来回撑。这是一个在我看来比较单调的动作，但师父要我久久习练，而且每练完动功后，都要练"息猫功"。后来我才明白师父的深意，这是为了今后学习点穴法所练的基本功。

一星期后，师父把我叫到他的丹房，拿出了经络穴位图，一共四幅。我现在都还记得，那几张图很大，几乎有三尺长，是他自己亲手在硬纸板上绘制的，图画得很清晰，看得出来师父是费了很大心血的。挂在墙上之后，大师指着图上的经络一一对我讲了十二经脉、三百六十五个穴位及循环时间。他要求我首先要尽快掌握住六十个要穴的部位和名称。因此在这之后的三天时间里，我除了早晚练功以外，几乎整天都是在死记硬背这六十个要穴的部位和名称。我学得很快，记得也很牢实，大师很满意，我的劲头也就更足了。六十个穴位、十二经脉以及它们的作用、部位、血的运转时间，在我幼小的脑海里深深打上了印迹，永远也不会再忘记了。

几天以后，李杰大师把我带到后殿左侧的一间十平方米的屋内，这是一间空屋，只在屋角放着一个用红布盖着的物体，不知道是什么东西。当时我心里有点紧张，觉得房间里阴森森的，有些害怕。师父走过去，把红布揭开，原来那里面盖着的是一个木头人。这木头人大约有一百二十厘米高，双脚钉在一块厚厚的木板上。木板的左角固定在一个活动的"之"字木架上。大师将木头人拉出来，放在房子正中，我这才发现，原来这个木头人的前胸还有三十六个黑色圆点，每个圆点都是毛茸茸的，大约有铜圆大小。仔细观察，才看出木头人身上有很多圆孔，上面用小铁钉钉上剪成圆形的牛皮，这些牛皮都还留有牛毛。另外，木头人的后背还标有二十四个穴位。

这时，师父开始传授了。他说一个穴位的名字，就要我到木头人身上去实际摸一下那个穴位。这种办法最能引起小孩子的兴趣，我觉得很有意思。整整一个星期，大师就这样每天都辅导我。他一边讲，我一边摸，对着像人一样的木头人，我已经能熟练而准确地讲出各个穴位，于是大师向我仔细地传授了道家秘传的点穴、闭穴、拿穴和解救穴。正是在这个木头人的身上，我开始步入了中华传统内炼、医疗的殿堂，一生受益无穷。这个点穴功夫，道门里面一直是没人学完的，我是全部掌握了，可以说是当今道门少之又少的际遇了。

此外，师父还给我讲阴阳、八卦，讲五行相生相克的道理，传授道家的医理、

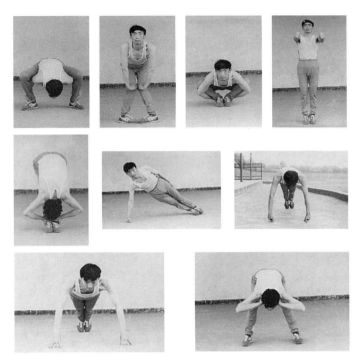

笔者七十年代演练息猫功招式图

药理、诊理等知识和他的实践经验。他主张将道家思想与实践结合起来，进行内炼、采药的自我修炼。他将一整套道家思想体系和道家练功方法传授给了我，影响了我的整个人生道路。

特别值得一提的是，我时年幼小，母亲早亡，师父时时处处为我着想，把他对整个江湖的认识与经验毫无保留地传给了我。他教导我如何立身处世，如何分辨江湖的真真假假，还叮嘱我以后一个人身处江湖，碰到不同人物时如何保护自己。江湖上有本事的人，都是里里尖尖，尖尖里里，难以捉摸。什么叫里，什么叫尖？这是江湖的暗语，"里"与"尖"，也称为"术"与"道"。"里"指的是做事的手段，"尖"指的是真本领、真功夫与追求的大道，二者不可偏废。俗话说"尖中里，了不起；里中尖，赛神仙"，讲的就是这个道理。有人的地方就有江湖，想要在江湖中生存，首先就要学会分辨江湖的真与假。为了做到这一点，师父还详细地给我讲述了江湖八大门的情况，然后让我先学假把式，后学真功夫，教会我如何"游于艺"。

1948年底的寒假，父亲第三次把我送到师父身边。这次大师已经回到了青桠观。不知为什么，这次留给我的印象特别深。也许是随着年龄的增长，我对这一切的理解更深了；也许是因为已经有前两次奠定的基础，第三次的进步尤为显著。记得这一次大师规定的作息时间和前两次不同，安排得更紧了，而且大多都是实际操练。早晨、中午、晚上都各有不少于两小时的练功，基本上是言传身教。

到青桠观的第二天，大师就开始教我习练"八卦掌"，并讲授了有关"八卦"的基本理论。有一段话，我的印象尤其深刻，他说："学习八卦掌必须以宏义为指导，以自我为中心，无论对方从哪方来，都要让他处于挨打的地位。"他还一边讲一边示范，怎样在动作中体现"以自我为中心"，使对方无论怎样出手都面临挨打的危险。

这一次的学习虽然收获最大，但我却感觉特别难，老是走不好蹚泥步。学内铲步、外铲步的时候，我一学就会，因为我学僧门的时候就打下了良好的基础。然而，这蹚泥步一个步子我整整走了三天，还是没有学会，步伐始终不符合师父的要求。最后，大师发火了，他认为我不是没有领会，而是心不在焉。平时师父总是说我聪明，有悟性，反应快，动作干净，这一回他第一次冲着我发火。别看他平时总是笑口常开，发起火来还是怪吓人的。我觉得很委屈，因为我不是不用心，而是不理解，对这稀奇古怪的步子不理解。但不管怎么说，我惹师父生气了，让他对我失望，这是事实。对于这一点，我心里特别难受。练习的时候，只要大师一出现，我的心就怦怦直跳，紧张得不得了，汗水不停往下淌，全身肌肉、关节都紧张，手僵硬了，脚一开步就直抖，再也拉不开步伐。

这样，又是三天过去了，我还是没有任何进展。本以为免不了要再挨一通骂，谁让我让师父伤心呢？谁知这回大师没有发火。第七天，他耐心地又细细把蹚泥步的要领讲了一遍，还举了一个例子来说明："就好像是农夫踩秧子一样，你的脚板要平稳地从稀泥面上匀匀地蹚过去，又好像是踩在薄冰上行路，力量用得稍不均匀，薄冰就要陷下去。"他一边说一边比划，一摆一晃地，走得非常轻松自如。虽然他行在硬硬的土地上，却好像在水上漂一样。几十年来，我见过不少走八卦圈的高手，但是我认为没有一个走得像他那样轻飘、自然、稳当、扎实。大师的这番比喻使懵懂的我开始有所领悟，又经过几天的练习，我才走得稍为像样了，只是大师仍然不满意。虽然这是件小事，但它可以说明大师对于功夫要求之严格。

四、怀念恩师

大约到了 1949 年 9 月，因为学校要开学了，父亲上山来接我回去，没想到，这一别就再也没有见到我的师父了。

新中国成立以后，我从师范学校毕业时，响应党的号召，支边来到康定从事教育工作。虽然离开了师父，但对他所教的各种功夫，从未间断过练习，这给我的工作和身体都带来了极大的好处。1959 至 1961 三年自然灾害期间，在十分困难的条件下我仍然坚持练习。当然，由于大家都明白的原因，我不敢公开练习，只能偷偷地练，往往都在深夜寅卯二时。当时只要有人谈及武术、内炼，我总是立刻回避，装出一副一无所知的样子。我多方打听李杰大师的下落，听人传说他还健在，并且住在青城山的上清宫。

1980 年，我只身前往青城山去寻访他老人家，但他已经不在那里了。有一个姓王的老道长告诉我："欢喜道人去卧龙山了，走了差不多两个月啦，也不知道什么时候才会回来。"我向王道长问及大师的身体状况，王道长说："他虽是近百岁的人了，但我看很多中年人的身体都赶不上他，而且他的精神特别好。"虽然这次青城之行没见到师父，但王道长的这番话对我也是莫大的安慰。

知道他老人家百余岁高龄仍如此仙健，还能四处云游走动，我一方面高兴，一方面更加深切地想念他，急于再见到他，于是我又匆匆忙忙地赶向卧龙山。不料又扑了空，一位姓魏的中年道士告诉我，他老人家一个星期前就离开了。唉！真令人懊丧。大师一生好游历，来去无踪，我上哪儿去找他呢？

1984 年，我调入成都搞武术挖掘整理工作。有一次，在四川中江县，听道教著名武术家朱智函道长的徒弟周子常道士说："李大师已于 1983 年去世了！"这真犹如晴天霹雳，没想到我日思夜想的师父连最后一面也没见着，他老人家的大恩大德还未能报答，他就无声无息地去了！永远地去了！这时候，我真是痛苦万分，真想找个地方大哭一场。

李杰大师一生从不为己，处处助人为乐。虽然生活清苦，却乐观豪放，超然脱俗，啸傲山林。他才是真正的名家、高手。常言道："一日为师，终身为父。"可以说，我与师父之情大大地超过了我与父母之情。师父收我为徒，言传身教，绝不藏一丝一毫的私心，一想培养出一个正直、清白、贤达，知礼的人。这是他的心愿，也只有这样，才能造就一代又一代的人才。师父还教我一定要先学会做人、处事，不能违背情、理、法三个字。止戈为武，文武并重，武术是为了消除暴力，为了升华一个人的情操与修养的。这是师父一生追求的境界，无形中他也将这一思想传递给了我。时至今日，我仍然时常回忆起我们在一起的日子，内心对他的敬仰、爱戴与思念无一日稍减。今天我能将他传授我的知识奉献给社会，完全是他老人家苦心教育的结果。我为自己能拥有这样一位师父而感到骄傲。

李杰大师传授筋经门的本领，除了接骨之外的功夫，我都学会了。随着年龄的增长，我把学到的功夫与家传的武术结合，并通过系统学习弥补了医药知识的不足，从而使自己的功夫进入自然升华阶段。这三者的结合，使我在以武术、内炼跨入医学天地之时，有了自由翱翔的可能。

第四节　门下桃李

我一生勤练武功，钻研道医，恪遵师父欢喜道人的教诲，授徒教艺，作育英才，国内外的学生已经不少。如果从教小学开始算起，一直到初中、高中，后来还教大学生，连研究生、博士生都指导过，再加上登门求教的各类徒弟与学生，这样前前后后可能有上万人了。

这些学生大部分都是我在学校课堂教学的对象，此外还有不少学武练功和钻研医术的徒弟。他们之中只有一小部分是真正行了拜师礼的。因为拜师学艺毕竟是一件严肃的事，我从小就是履行了行跪拜仪式而认师学艺的，这样才能坚持不懈，学到真本领。拜师学艺也要讲缘分，缘分不到，我是不轻易松口答应的。这辈子真正算得上我弟子的目前不到十个，其中学武和学医的各有一半。

学武的弟子主要是跟我学搏击，他们都达到了相当的实战水平。我印象较深的弟子有两个，一个叫李宗飞，是北京体育学院专攻搏击的研究生，后来又学了中国传统武术功夫。他当年经过一个姓张的朋友介绍，跟我学习内功和搏击技能，现在已经是世界搏击协会会长了。李宗飞的天赋高，悟性好，练习也勤快，武术造诣算是比较精湛到位的。他后来远征比武，曾经打败国外的拳王高手。我家里有一台钢琴，就是他当年打败拳王后用奖金给我买的纪念品。他学成武艺，不忘师恩，有这种懂得感恩的学生，我心底里是很安慰的。另外一个弟子叫江华纯，也是正式向我拜师学艺的。他也是学武的研究生，学得很认真，武学的修为也很好，后来在成都办过武术学校，培养了不少的搏击人才，其中有多名全国、亚洲以及世界散打冠军。

医学方面的几个徒弟都是取得了博士学位的，他们主要是跟我学道医、内炼诊治，并将五运六气等传统学说与临床结合起来为人治病。其中国内的学生比较有成就的是刘力红，他是中医学博士，广西中医学院教授。在国外的徒弟当中，最出类拔萃的是傅海呐（Heiner Fruehauf），他现任美国国家自然疗法医科大学教授，是该校经典中医学院创始人。他功艺学得到位，为人也恪守中国的传统美德。除此以外，还有一些弟子也很优秀，不再一一提及。

我的这些武术道医，主要就是通过我的徒弟与学生在各地传播发展，从四川到全国，再到国外，也算是不负师恩，尽力把家父与欢喜道人的绝技发扬光大了。

第二章 筋经论要

筋经功之所以以筋经为名，就是首先经过筋体的锻炼，来达到经络的通畅。而只有经络的畅达，才有营卫气血的正常运行，才有五脏的强健。筋动带络动，按西医的观点来说，就激发了一种酶，它能调剂人体每一个脏腑的功能，达到流注合度、阴阳平衡，使人体健康，除病延寿。

　　筋、经是两个不同而又互相紧密联系的概念，二者相互协同，以沟通表里，联系内外。人体的九州九窍、五脏六腑、十二节之气，皆能通乎天地者，即赖于筋经这一作用。人体营卫之气的流行，以及与天地二气的沟通，是通过"经络"来进行的，它附着于人体的五脏六腑。而"筋"则是起到一个支撑和附着"经"的骨架作用，没有筋的支撑，经络的上述功能就难以得到发挥。若从"体用"这个角度来说，筋为"体"，经为"用"。只有健康的"体"，才有正常的"用"。

　　筋经功之所以以筋经为名，就是首先经过筋体的锻炼，来达到经络的通畅。而只有经络的畅达，才有营卫气血的正常运行，才有五脏的强健。筋动带络动，按西医的观点来说，就激发了一种酶，它能调剂人体每一个脏腑的功能，达到流注合度、阴阳平衡，使人体健康，除病延寿。因此，筋的强弱与否，能否起到支撑经络的骨架作用，这是以上过程中一个最基本的环节。通过练筋之"体"来发挥经之"用"，这就是筋经功的基本含义所在。

　　筋经功的基础功法分为静功与动功。静功有四种，包含静坐法两种和卧功、桩功各一种。动功有十二个行功步伐，五个功法套式（筋腱功，筋拔断，五岭功，阴阳升降开合功，筋经十四式）。每一个功法可以连起来，成为一个完整的功法，也可以有针对性地单独练某一个动作。每一个动作之间，都有一个巧妙的过渡，有别于一般的武术套式训练与医疗保健操。所有的动作，都阴阳相济，阳中有阴，阴中有阳。

　　此外，筋经功还包括以医疗为主要目的的手功（点穴按摩）、药功（伤科为主）和综合诊疗（道医七诊等），其中尤以点穴和指甲诊病为当世一绝。

　　在了解筋经功具体内容之前，首先需要对其独到的理论及特殊的风格有一定认识。

第一节　道家内炼养生学

筋经功从开创到传承都与道家关系密切，道家思想，尤其是道家内炼养生学对其影响是显而易见的。道家内炼养生学广泛吸收了儒、佛二家有关养生的理论，博采民间养生方法，在中国古医药学的基础上，形成了系统的宇宙观、方法论和生命观，是一门既重理论又重实践，而且实践与理论统一的古老学问。

道家内炼养生学是一种研究如何使人、使生命处于最佳状态的学说，它以"天人合一"的人体生命整体观作为基础，接受并发展了"阴阳""五行""八卦"等古朴学说，主张"重人贵生"的观念，提出了"我命在我不在天"的积极养生口号，强调精气神三者的保养和锻炼，并实践了神形共养、性命双修的内炼体系。

在天人合一、天人相应的自然哲学看来，天地固然是一个大宇宙，人体亦是一个小宇宙，二者大同小异，是息息相关的统一整体。《素问·天元纪大论篇》说："天有五行，御五位，以生寒暑燥风湿；人有五脏，化五气，以生喜怒忧思恐。"《灵枢·岁露论篇》说："人与天地相参也。"充分表达了这样的一个观点。

后世的道家人物继承了这种理论，并且把这种类比宇宙的人体生命哲学作为其养生理论的基础，从而建立了一整套逆修返源的仙道学说。这种哲学可用内丹学常用的"人身小天地"一语加以概括。这一学说与印度瑜伽之说颇为相近，而与中国佛教之学大异。道家内炼养生理论根据《阴符经》"宇宙在乎手，万物生乎身"之说，认为人身为一小天地，而与宇宙大天地是同一本体，同一运作规律，同一生成程序。因此，人体只要"道法自然"，类比宇宙，据以探清人体生命发生的本原与程序，便可找到炼丹成仙、超出生死之道。

道家内炼养生学俗称内丹，在秦汉时期，本为神仙家和道教诸多行气流派方法的一支，其代表为东汉时会稽上虞人魏伯阳及其论著《周易参同契》。早期内丹家的特点之一是注重内外丹双修，并以外丹炼制过程来证内丹；二是在内丹修炼过程中强调人体内气亦即所谓元气、真气的炼养，而不是像其他导引、吐纳术等强调呼吸之法吐纳外气，亦不像养神、守一诸法仅强调摄神静虚的心理修炼；三是运用黄老学说《易》学理论、阴阳五行八卦理论，以及结合丹道实践，建构了一套较为严密完整的"天人合一"的理论和实践体系。但是，由于种种原因，内丹在唐宋以前并未大显于世。据史书记载，直到隋唐开皇时一位自号"青霞子"的道士苏元朗"居青霞谷修炼大丹"，著《旨道篇》以示弟子从游者，"自此道徒始知内丹矣"。（见《罗浮山志》）此后，由初唐张果，五代崔希范、钟离权、吕洞宾、宋代陈朴、陈抟、张伯端，以及金元时期的王重阳、丘处机等人发展，内丹方成为数百年来炼气养生的主要方法和潮流。

由于内丹的方法特征在于运用人的意念作用来巩固、炼养、调动人体内部的"先天祖气""元气""真气"，因此，对于意念本身，也就是人的心理素质、精神素质，乃至整个思维活动本身有着特殊的要求，而修炼者要达到这种要求必须经过特殊的训练过程。也就是说，这种"炼意"或"炼己"的过程，是内丹修炼最关键也是最基本的功夫。意念的运用以及精神意识的修炼，在整个内丹修炼过程中有着非同寻常、极为重要的作用，以至它本身就是一种相对独立的修炼目标和系统。这样便形成了内丹修炼相对其他气功方法更为强调精神意识的修炼，形成了独特的"性命双修"理论及实践方法体系。

在内丹理论中，"性"与"命"皆有特定涵义，各种典籍里阐述不一，简单来说，它们包含有"神"与"形"，或"神"与"气"的相对概念及关系。一指精神意识，包括心性、守戒、道德等的"性功"或心理修炼；一指生命物质，主要是对精气神的修炼，即"命功"或生理修炼。而且，它们还有先后天之分，内丹修炼尤其强调先天之元神和元炁。元神和元炁的炼养是内丹"性命双修"的基础，也是内丹的真谛所在。伍冲虚指出："仙道以元神元炁二者双修而成，故说性命双修为宜。"

内丹术要求发挥人的主观能动性和积极主动精神，通过自我意识的作用和特殊炼养方法，以人的元神和元炁为"先天大药"，以人的意念呼吸为"火候"，炼精化炁、炼炁化神、炼神还虚，以实现道教"我命在我不在天"的抱负和"天地与我并生，而万物与我为一"的理想。宋代道教典籍《清微丹诀》说："上药三品，神与气精。保精生气，炼气生神。形炼其神，则可以留形驻世。而形者神气宅也。是故身安者其精固，精固则其气盈，气盈则其神全，神全故长生，若乃精虚则气竭，气竭则神迁，神迁则死矣。故不死者，炼精成气，炼气成神，炼神合道，则事毕矣。"

综上所述，道家内炼养生学不是单纯讲延年益寿的问题，而是整个人生的修养方法，借这个方法，去完成人生的最高修养境界，即达到"天人合一"的大同世界。这一点和西方传统养生学大相径庭。在西方养生家看来，健康长寿是养生学的唯一目的，故在他们的论著中仅仅局限于对体质和力量的论述，而不涉及心性和道德的修持。如被誉为西方养生学开山鼻祖和运动医学创始人的古希腊希波克拉底，著有《论养生》四卷，不仅阐述了饮食养生，而且从普通人到锻炼者如何确定运动处方都谈到了。这些著作的内容相当丰富，以饮食养生为中心论述了涂油、按摩、洗澡、呕吐、绝食、睡眠以及运动等的处方，却没有一处谈及道德的修持（日本岸野雄三著，吕彤节译，《古希腊希波克拉底养生法》，人民体育出版社，1984年6月版）。在道家养生学看来，健康长寿只是手段，是工具，而不是目的；同时，也只是养生学的一部分——命功。除此之外，还有另一部分，即心性修养、人格修养——性功。道家养生学力主修命还需修性，拿性功贯穿命功，即所谓"修得一分性，保得一分命"。彻始彻终，不离心性修养与心性锻炼。故谈及修命，必谈修性，两者须臾不离。就这一点来讲，与西方养生学相比，道教养生学的内容更为丰富，也更为全面。

其次，道家养生学讲性功命功，并不截然分为两段，它们是互相关联及互相影响的，或从修心起步，或从炼精下手，炼精、炼气、炼神、还虚，都是紧密相关。道家内炼养生学以性命双修为一大原则，性功、命功为两大纲领，又以炼心、炼性、炼精、炼气、炼神为五大要法，清、虚、静、定为四字要诀。这样，就构成了一个完整系统的内炼体系，成为修真得道的必由之径。

筋经功正是秉承了道家内炼养生学丰富而系统的理论，由李杰大师等师徒代代传承，并经过清末时期以华阴道人、李杰大师和徐矮师三人为核心的一批四川僧道、武林高手的集中探讨与总结，将各路高手、前辈的相关理论和修炼实践加以整理、吸收，去芜存菁，不断完善与升华，逐渐确立了自己独特而卓有效验的理论与方法体系。当然，由于本功法历代皆属秘传，又融汇了一大批高手们的毕生精力，弥足珍贵，加之当时扫除封建迷信的社会环境，所以师门严训，本功只可秘传！到了当今社会，科技愈是昌明，愈见传统功法之奥妙无穷，为了使其发扬光大，故不惜违背师训，将其整理成文，回馈社会，以期造福人类于万一。

筋经功可以说是对各门丹家和医家、武家的练法进行了一个很精妙的归纳和融合，故较之其他流派大为不同。

首先，筋经功要求动静结合，先动后静。筋络相连，筋动带络动。经过筋体的锻炼，来达到经络的通畅。筋经功的动功共有十二个步伐，五个套式，练法吸收了医家的理论和武家的实践经验，阴阳平衡，刚柔相济。练法灵活，动作之间过渡巧妙，有别于一般的武术套式训练与医疗保健操。久练使人筋骨如绵，经络通畅。

其次，在动功基础上修炼静功，由外而内，强调对"神"（精神意识）的修炼。筋经功靠"气"来行动，以"意"引"气"，气入丹田后，潜气内转，周流全身。至于外形的动作，是用来帮助"气"在体内的流转而配设的，即所谓以内动为实，外动助内动。总的来说，筋经功的丹法需要经历"采、产、结、封"四个阶段。

第一个阶段——采，即采药。采什么药？采两种药，一种药来自大宇宙，另一种药来自人体小宇宙，两种药各有先后天之分。整个大宇宙，有先天之气和后天之气，一阴一阳。"气之清轻上浮者为天，气之重浊下凝者为地"，大宇宙的先天之气即天，为真阳之气。后天之气即地，为真阴之气。天的真阳之气以顺时针方向（从右至左）螺旋式下降，地的真阴之气以逆时针方向（从左至右）螺旋式上升，二气在整个宇宙中融汇、交织在一起，孕育了整个自然界的生命。

人体也有先天之气和后天之气，先天之气禀受于父母的精卵结合，化生人体。当人从母体诞生，逐渐脱离母亲乳汁的喂养，囟门闭合，开始纳食水谷，由此而氤氲产生的即为后天之气。这两股气在体内化合，共同维持人的生命。

采药的过程就是运用强烈的意识，把天的真阳之气和地的真阴之气纳入体内，使之与人的先后天之气融汇在一起。经过长期不断的修炼，将这四气融汇升华，最后化合为一，从而开始第二个阶段——产。

产的是什么呢？简单地说就是"真气"。产了真气之后，再通过不断的修持，到了一定的火候，自然就进入第三个阶段——结，即结丹。通过意、气、形三者结合，在丹田里汇结成丹。

结丹之后还有最后一个阶段——封，即封炉。封炉之后，炉中之丹才能固，保持旺盛不灭。当然，它的运用受神（意念）支配，需要的时候便引之出炉，为我所用，不需要的时候便可为之拾火添柴，温养自身。

丹法修成之后，就要面对怎么对待的问题。如果保留为己，那么就可保健康长寿，如果施舍于人，用于治病救人，那么就要牺牲、奉献。修持到了这里，筋经门融入了佛家的精神。融入什么？就是普度。如果不为社会做出贡献，那未免太自私了。如果为了个人，视而不见，听而不闻，什么都不管，尽管修炼成功了，那对他人和社会又有什么意义呢？为什么不为国家、民族出点力，做点贡献呢？所以，筋经门的师训，非常强调为国为民，入门弟子的誓词也突出了这一点："一要爱国爱民，二要惩恶除奸，三要济世救民，四要舍身救难，五要见义勇为，六要仗义疏财，七要保护弱小，八要尊师重道，九要苦练功夫，十要传授贤徒。"

第二节　以经络学说为基础

筋经功既以经络托名，就必然遵循十二经脉"内属于脏腑，外行于肢节"的理论，内以修炼脏腑，外以强壮筋骨，此乃筋经功的基本功理。筋经功有目的地借助于不同功法，对经络、脏腑、筋骨等进行修炼，故其强身健体，堪称独特，而医疗疾病也常为药物所不及。

"经"有路径的意思，名经脉，是纵行的干线；"络"有网络的意思，名络脉，是经脉的分支。经络系统纵横交错，遍布全身上下。

经络是人体气血运行的通道，《灵枢·经脉篇》曰："经脉者，常不可见也，其虚实也，以气知之。脉之见者，皆络脉也。"人体全靠经络系统把气血输送到全身各个地方及五脏六腑，以维持正常的生命活动。

经络还是联系全身五脏六腑、众多关节和沟通表里上下的通道。人体的各个器官、关节以至上下内外，全靠经络把它们联系在一起，成为统一的整体。《灵枢·海论篇》曰："夫十二经脉者，内属于腑脏，外络于肢节。"可见，经络起着濡养全身，沟通联络，使得人的机体全身上下阴阳气血协调，以维持正常生命活动的重要作用。正如《灵枢·本脏篇》所说："经脉者，所以行血气而营阴阳，濡筋骨，利关节者也。"只有经脉通利，气血畅达，才能使身体健康，生机勃勃。反之，如果经络功能失调，便会引起多种疾病，"五脏之道，皆出于经隧以利血气"，血气不和，百病就变化而生。

经络能够起到这些作用，是因为它有一定的循行路径和走向规律。也就是说，每一条经脉都通过其循行，把所属的脏（或腑）和与之构成表里关系的腑（或脏）联系起来。学习任何一种功法都必须了解并熟悉人体的经络系统。练功者达到一定水平，都会感觉到一股气在经络中流动，这是可以传感到并为近年科研所一再证明的。人体经络系统基本包括：十二经脉、十二经别、奇经八脉、十五络脉、十二经筋、十二皮部。这里不一一叙述，只大略介绍一下奇经八脉。

一、奇经八脉

内气运行除了十二经脉以外，还有八条具有特殊功用的脉。这八脉因不与脏腑直接相连，又不受十二经脉顺序的制约，而是"别道奇行"，所以称为奇经八脉。

奇经八脉是：督脉、任脉、冲脉、带脉、阴跷脉、阳跷脉、阴维脉、阳维脉。奇经八脉不连脏腑，不与表里相配。同时，除去任督二脉之外，其他六脉的俞穴都寄于正经。其中，冲脉、任脉、督脉都同出于会阴。任脉行于身体的前面；督脉行于身体的背后；冲脉并足少阴挟脐而上。任、督二脉上行之后接于唇内。对于任、督二脉，《奇经八脉考》是这样说的："督脉起源于会阴，循背而行身之后，为阳脉之督，故曰阳脉之海；任脉起源于会阴，循腹而行于身前，为阴脉之承任，故曰阴脉之海。"

具体说来，督脉起自长强穴，沿背正中线直上，经腰俞、腰阳关、命门、至阳、灵台、大椎等穴，到哑门，然后上头部，至百会、上星、素髎、人中穴，止于齿龈的龈交处。任脉起自会阴穴，经前阴到耻骨联合正中，沿腹中线上行，经中极、关元、气海、神厥（脐中）、中脘、上脘等穴入胸，经膻中、天突、廉泉等穴，止于唇下方的承浆穴。

筋经功除注重心、肝、脾、肺、肾等十二脏腑所属的经脉外，尤其注重奇经八脉的充实与畅通，这是因为奇经八脉独具重要功能。简单说有以下三点：

第一，统领诸经。督脉为全身阳脉的总汇，督率一身阳气；任脉为全身阴脉的总汇，总调一身阴气。任、督二脉统管全身的阴经和阳经。筋经功修炼中，如果达到任督二脉气血充实，循环运行，阴阳互接，则为小周天。所以，要打通奇经八脉，首先要打通任、督二脉。李时珍说："任、督两脉，人身之子午也。"

第二，奇经八脉还有蓄存、调节气血的作用。"盖正经犹夫沟渠，奇经犹夫湖泽，正经之脉隆盛，则溢于奇经。"李时珍在这段话中，把十二经脉比喻为江河，而把奇经八脉比作湖泊。当十二经脉中运行的气血充盈的时候，就可以溢出奇经八脉，好像湖泊、水库一样把气血储存起来；当十二经脉中内气不足时，奇经八脉的内气又可以流到十二经脉中去，以保证机体的需要。

第三，奇经八脉还具有促进人体的生殖能力发育的作用。

正因为这样，筋经功非常重视奇经八脉，尤其是任脉和督脉。我们认为它们与炼气的关系尤为重要。打通了任、督二脉，即实现了小周天运行，奇经八脉中的另六脉和十二正经都能随之而通。

二、小周天

小周天就是打通任、督二脉，让气在任脉和督脉中循一定路线运行。小周天又称子午周天。《金丹大成集》说："问曰：何为子午？子午乃天地之中，在天为日月，在人为心背。"

在筋经门中，小周天的锻炼必须以动功为基础，首先做到松静自然，然后经过一定时间的静功修炼，将大宇宙与人体的阴阳之气融汇为一。此时下丹田（脐下二寸半，关元至中节之间）就会有热感产生，这之后就要改变呼吸，由顺式呼吸改为逆式呼吸。然后舌舔上腭为任督二脉搭桥，由会阴提气，顺督脉经尾闾、夹脊、玉枕三关，直上头顶百会穴，然后经泥丸宫下到人中。舌尖轻抵上齿龈，将气引入任脉，沿任脉下降，直到下丹田，再将气沉会阴，继续下一个循环。

在小周天的运行中，一般非常强调通三关，过三田。即指打通督脉要过间尾关、夹脊关和玉枕关；打通任脉要过上丹田、中丹田和下丹田。修炼过程中每个人的反应不一，需要有经验的师父从旁指导，在此难以详述。

第三节　壮先后天，炼精气神

除重视阳气外，筋经功更重视先天之本——肾的强健。肾为元阴、元阳之宅。肾的作用表现在肾气上，它决定了人体的生、长、壮、老等整个生殖过程。肾内藏先天秉受于父母之精，又藏后天五脏六腑之精，主骨生髓。故肾气旺，则精力充沛，元气旺盛；肾气弱，则精神萎靡不振，饮食不佳，体力渐衰。肾主水，肾脏有主持调节人体水液代谢的功能，肾阳不足则导致气化无力，使尿量少而致水肿。肾又主纳气，人的呼吸靠肺，但肺吸入的气必下纳于肾。古医书云"肾主纳气，肺主呼气"就是这个意思。所以，肾气旺盛，则气道顺畅，呼吸均匀。再者，肾还开窍于耳，耳的听觉功能则有赖肾精补充营养，肾亏则耳鸣，肾气旺盛则耳聪目明。肾还有摄纳元气归藏于中的作用，如此才有可能"炼精化气"，"益精补脑"。

然肾的元阴、元阳中亦以元阳为首要，因为元阴赖元阳的蒸腾而起作用，只有元阳充盛，才可能蒸化升腾元阴，肾气方能旺盛。正如医家张景岳所说："天之大宝，只此一丸红日，人之大宝，只此一息真阳。"足见元阳之重要。

筋经功重视保存先天元阴元阳，强调修炼此功者，不可乱动欲火，损耗元阴元阳，但亦不必违背自然之道，一味禁欲也不足取，这样会导致独阴无阳或独阳无阴的病态，难达阴阳互济、水火交融的境界。

人之先天之本为肾，人之后天之本为脾。中医认为，肾主骨，藏精、藏志；脾主四肢，主运化精微、藏意。筋经功对四肢肌肉的锻炼，对脾起着有益的作用，实际上是对后天的培育。而对骨的锻炼，实际上是对先天肾的培育，意（后天脾）、志（先天肾）同念，清静导窍则是先后天、精气神的共同修炼。

在道家内炼理论中，精、气、神被视为人体生命活动的原动力与物质基础，犹如自然界的运动变化离不开太阳、月亮和星星一样，所以有"天有三宝日月星，地有三宝水火风，人有三宝精气神"的说法。精、气、神被称作"三宝""三奇"或"三业"。内炼养生者以此作为祛病强身的基因，内丹家以此作为修炼内丹的药物。概而言之，无论何宗何派的内炼丹家，都是通过修炼三宝——精、气、神，而求实现延年益寿、天人合一的理想。

精、气、神三者互相依存，互相为用，共同维护着生命的活动，虽并称为丹药，但次序不同。白玉蟾说："神是主，精、气是客。万神一神也，万气一气也，以一而生万，摄万而归一，皆生成之神也。"所以，在全部内炼过程中，都是以神驭气，以神炼精，始终离不开一个"神"字。归结起来，神为主宰，气为动力，精为基础。宋末丹师俞琰说："心虚则神凝，神凝则气聚，气聚则精生。"然后经炼养互化的过程，成为"返老还童"的物质基础。

有关精、气、神的论述见诸文献甚多，下面分别就其功用略加论述。

一、精——生命的机能（基础）

丹经中所说的"精"，是一个专用名词，它与中医典籍所说的"精"实际上是有所区别的。

中医理论认为，人体的一切器官、组织都是由精分化而来。精，就是指人体中各种精微（最精华的细微物质）的总称。所以，《素问·金匮真言论》有"精者，身之本也"之说。《灵枢·经脉》说："人始生，先成精，精成而脑髓生。骨为干，脉为营，筋为刚，肉为墙，皮肤坚而毛发长。"这意味着人体各个部分都含有精的成分。但在人体之中，又以肾为藏精的要处，即所谓"肾藏精"，"肾受五脏六腑之精而藏之"。肾精的盛衰与否，直接影响人体的生长、发育、生殖能力与健康状态。所以历代医家、道者论养生修持，多以固精养肾为第一要义。梁代医学家陶弘景说：养生之道"以精为宝，施之则生人，留之则生身"。

因其功用的区别，精又分为先天精、后天精、生殖之精与肺腑之精。一般认为，先天精是禀受于父母，来源于先天的精气。因其是随父母媾合而成，又能繁殖后天，所以又是生殖之精。后天的精是指水谷等营养物化生的物质，它通过后天的脾胃运化而成。这些精微物质，平时分别贮在五脏，但以肾为本，故又称作脏腑之精。先天的精和后天的精，两者是互相依存、互相促进的。先天的精藏于肾，依靠后天的精的不断充养；而先天的精为后天的精准备了物质基础。

以上医家所说的精，与道教内丹家所讲的有所区别。为了判别他们之间的不同，丹经中常常冠以元精、真精、先天精、后天精、交感精等术语。《石函记》

说："元阳即元精，发生于玄玄之际。元精无形，寓于元气之中，若受外感而动，与元气分判，则成凡精。"明陈眉公《宝颜堂秘笈·听心斋答客问》说："精在先天时，藏于五脏六腑，氤氲而未成形；后天之念一动，则成后天之精。"《入药镜上篇》亦说："夫人因精而得神，神因念而得命，故命者在于精而已。精者，至真也，生之物也，有名而无形者也，天地万物皆是精之所生，而积之以为命，其来从乎恍惚焉。"体会丹经的"精"，实即指生命的机能，似乎相当于内分泌或激素，而非医术所指的生理之精。

丹家以此无形无质的元精作为炼养的丹母，由此探讨生命的源泉，认为生命的机能就在这里。它的衰败，可招致人的衰老，死亡；它的新生、旺盛，可导致人的健康长寿，是旺盛精力即青春活力的根源。此元素与神气合凝，则结成内丹。

内丹修炼的第一关即初关，就是以炼精为主要内容，所谓："百日筑基，炼精化炁。"丹家秘传有保精、补精、固精功诀，一般已漏已亏的身体宜先修保精、补精、固精功诀，等到身体精全气满，再行炼精化炁的功夫。

保精是养生长寿的第一要作。《摄生三要》说："元精在体，犹木之有脂，神倚之如鱼得水，气倚之如雾履渊。方为婴儿也，未知牝牡之合而朘作，精之至也。纯纯全全，合于大方；溟溟清清，合于无沦。十六而真精满，五脏旺实，始能生子。然此精既泄之后，则真体已亏，元形已凿，惟借饮食滋养精血。不知持满，不知保啬，所生有限，所耗无穷，未至中年，五脏衰尽，百脉俱枯矣。是以养生务实其精。"

实施保精诀法，首先在戒淫防漏。须知精为命宝，不可妄泄，人不自损其天年，便可自终其天年。自损其天年最严重的，莫过于好色喜淫。所以修道者以远色寡欲最为重要，主张房事有节、宜少，还要懂得一些房中卫生知识，这是针对青年、壮年而言。至于中年、老年，更要谨慎房事。唐孙思邈《枕中方》说："凡欲求仙，大法有三：保精、引气、服饵。"宋陈楠《翠虚篇》曰："若欲延年救老残，断除淫欲行旁门。果将流年永住世，除非运火炼神丹。神丹之功三百日，七解七蜕成大还。聚则成形散成气，天上人间总一般。宁可求师安乐法，不可邪淫采精血。古云天地悉皆归，须学无为清静诀。"《内养真诠》亦说："道之大敌，为一色字。色之害人，甚于虎狼。修仙家只要留得精住，便可长生。

如有不节，则侵尅年龄，蚕食精魄，真气去矣，即日夜打坐，有何益乎？语云：油尽灯灭，髓竭人亡，诚非虚语。"凡此各家学说，概括起来就是一个意思，即告诫修炼者，年轻力壮的，正值精盈气盛的时候，戒之在色；中年人，已经精亏肾虚了，重要的在补，不可已漏再漏，以至髓竭命绝。

补精诀法，丹家秘传甚多。其大致可分为两类。一类是聚补，即聚精以补精；一类为采补，即采精以补精。

聚精之法平实易行，大家都可以自修自习。明代袁了凡叙述聚精法时说："聚精之道，一曰寡欲，二曰节劳，三曰息怒，四曰戒酒，五曰慎味。今之谈养生者，多言采阴补阳，久战不泄，此为大谬。肾为精之腑，凡男女交接，必扰其肾。肾动则精血必随之而流，外虽不泄，精已离宫，即能坚忍者，亦必有其精数点，随阳之萎而流出，此其验也。如火之有烟焰，岂能复反于薪者哉！是故聚精以寡欲为先。精成于血，不独房室之交损吾之精，凡日用损血之事，皆当深戒。如目劳于视，则血以视耗；耳劳于听，则血以听耗；心劳于思，则血以思耗。吾随事而节之，则血得其养，而精亦与日俱积矣。是故聚精之法，次贵节劳。夫主闭藏者，肾也；司疏火者，肝也。二脏皆有相火，而其系上属于心。心，君火也。怒则伤肝而相火动，动则疏散者用事，而闭藏者不得其职，虽不及合亦暗流而潜耗矣，故当息怒。人身之血，各归其舍而常凝，酒能动血，人饮酒则面赤，手足俱红，是扰其血而奔驰之也。血气既衰之人，数月无房事，其精必厚，然使一夜大醉，精随薄矣，是故聚精尚宜忌酒。《内经》云：'精不足者，补之以味。'浓郁之味，不能生精；惟清淡之味，乃能补精也。万物皆有味，调和胜则真味衰矣。淡煮之得法，自有一段冲和恬澹之味，益人肠胃。故淡食可以养精，可以益寿。"袁了凡的这一段论述，不仅指出了聚精五法，同时一一讲明白了道理。

至于补精之道，多属丹家秘传，如取坎填离法、施后补精法、炼阳补精法、采阴补精法、炼阴补精法、补亏添油法、补天髓法、阴阳双补法等等。这类方法大多具有一定的危险因素，如果没有真师传授口诀和指导，不容易修成，所以世上知道的人很少。

补精、保精之外，还有固精功法，这在丹经中又叫作"不漏法"。一般中年以上已破之体，在行保精、补精之法以后，即以不漏为继修功法。不漏又分内外，交合之精不漏，呼吸元气不伤，思虑之神不用，这叫"外不漏"，所谓固外药。先天之精不漏，先天元炁不伤，先天元精不用叫作"内不漏"，丹经称之为固内药。内外不漏，名"不漏体"。炼此不漏体，充之实之，补之化之，使其返还先天"童真体"，名"无漏体"，又叫"全真体"。所谓全真体，即全精全气全神，圆满完全，无亏无损之元真童体。

至此，即可转入炼精化炁阶段，这一阶段是内丹术修炼的关键。因为它是在"三全"的基础上，进一步炼精、气、神的。三全修炼为筑基功夫，丹经称为"道术"；三宝补足后，才能进入内炼阶段，丹经称为"仙术"。道术、仙术的区别，还在于任、督二脉周天运转时有药无药。筑基阶段只是打通任、督二脉，并没有药物，只是炼气而已。按此内丹理论，炼精以炼元精为主。元精本身虽属先天，亦有杂质，不能通过河车路径上升泥丸。所以必须与气合炼，化为精气相合之"炁"，轻清无质，才能随任、督二脉运作。这个合三为二的过程，称为炼精化气，炼后只余神、炁两个炼丹成分，构成大药。其具体功法，一般分为四个步骤：采药、封炉、炼药、止火。丹经中称为"采封炼止"四口诀。《道藏》中收有炼精化炁一类功法数百种，尤以北宗清修法为世人所称道，影响甚大，流传最广，有心学道者可对此进行深一步研讨。

二、气——生命的动力

气是构成人体生命活动的基本物质。《难经》说："气者，人之根本也，根绝则茎叶枯矣。"《抱朴子内篇·至理》指出：人在气中，气在人中，自天地至于万物，无不需要气并以气为生。因此，"身劳则神散，气竭则命终。根竭叶繁，则青青去木矣；气疲欲胜，则精灵离身矣"。当人气绝的时候，也就是丧身的时候。这就从一个侧面揭示了生命存亡的内在原因。

在人体内，由于气分布的部位、作用、性质不同，而有不同的名称。概括而言，主要有四种。一是元气，又称祖气、真气。它禀受于先天，藏之于肾及命门中，但它必须受后天精气的不断滋养，才能不断地发挥其作用。二是宗气，为饮食水谷所化的水谷之气，与吸入的自然之气结合而成。它积于胸中，司呼吸、发声的功能，又有推动血液运行的作用。三为营气，是由水谷精微所化生的精气。由脾胃生化后，转输于肺，进入脉道中，以营养全身，所以叫营气。

四为卫气，也是由水谷精微所化生的一种精气。其性剽疾滑利，善于游走窜透，它不受脉道的约束，而行于脉外。因为具有保卫体表、抗拒外邪的功能，故名为"卫气"。此外，还有肝气、肺气、心气、脾气、肾气等等。但清徐灵胎认为，它们都是元气的分体。其著作《医学源流论》说："五脏有五脏之真精，此元气之分体者也。而其根本所在，即道经所谓丹田，《难经》所谓命门。"

在道家丹经中，又有先天炁、后天气之说。且独创一个"炁"字，以表示炼精化炁时精、气合一之"气"，或"原始祖气""元气"。同时以便与后天之气相区别。

崔公《入药镜》丹词一开始就说："先天炁，后天气，得之者，常似醉。"所谓"先天炁"者，主要是指潜气内转（内呼吸）的动力，而后天气着重指呼吸之气（外呼吸）。前者是潜藏的内气，后者是形于体外的气。所以元王道渊注解说："藏则为炁，行则为气。"

在人体，"先天炁""后天气"是不可分割的。人在出生之后，"炁落丹田"，为"呼吸之根"。人在进行呼吸运动时，"先天原始祖炁未尝不充溢其中。非后天之气，无以见先天一炁之流行；非先天之炁，无以为后天一气之主宰"。神仙修炼之学，不过修炼性命，返本还原而已。"采先天一炁以为丹母，运后天之气以行火候。以火炼性，则金神不坏；以火炼其命，则道气长存。"所谓"绵绵若存，归于祖气；内外混合，结成还丹。自觉丹田火炽，畅于四肢，如痴如醉，美在其中，此所谓得之者常似醉也"。

丹家内炼，以炼精为基，炼气为体，炼神为用，三者又以气为中心。炼气的功夫，也可以称为修气脉法。修气修脉，要旨在于使气脉畅通，气血和融，并以为神气相合、精气相溶之资。一般炼气，多以锻炼后天呼吸之气为主旨，这在丹经中称作吐纳功夫。丹家炼气，虽然也不摒弃后天之气、吐纳功夫，而实以修炼先天元炁为要。先天元炁从虚无静态中来，即是一念不起时，高度入静中，真机发动，所谓元神见则元炁生。

宋张伯端《青华秘文》上卷说："元神见则元气生。盖自太极即分，禀得这一点灵气，乃元性也。元性是何物为之？亦气灵凝而灵耳。故元性复而元气生，相感之理也。"元气产生之后，周流全身，但是当在肾府命门采而用之。"夫肾府路径直达气穴黄庭者，一也。肾为精府，精至直引精华而用之，二也。周流于他处则难觅，至精府而可识，三也。心气透肾，意下则直至，采之者易为力，四也。"这就是意守丹田，采取真阳元炁的原因。

作为炼气的辅助功夫，是为养气。养气的要旨，首先贵在养其先天真一元炁，而不贵在后天呼吸之气；其次贵在养其纯阳之气，而不贵在阴柔之气；贵在养其中正之气，而不贵在暴戾之气；贵在养其谦和之气，而不贵在骄矜之气。儒家常说"变化气质"，为入圣之门。变化气质之道有很多方面，其要点有二：一为"克治"，一为"涵养"。孔子所说"克己复礼"与《大学》之言"格致诚正"，属于克治功夫。孟子之"善养吾浩然之气"，与宋明理学之"主静""主诚"，就是涵养功夫了。其大概意思与道教之养气、炼己功夫，没有本质的区别。

五代施肩吾《西山群仙会真记》论养气之法时说："古今养气之士，不免于疾病死亡者，不知其道也。昔人以志士不语为养气，此保气也，失之昏；以入清出浊为养气，此换气也，失之虚。昏者，气散神狂，真灵日厌，终无所归矣。虚者，丹田无宝，徒劳吐纳，终不能住矣。多入少出，攻病可也；认为胎息，误矣。上咽下蓄，聚气可也，指作还丹，误矣。绵绵若存，用之不勤，委气而和神也。息息要住，纳之不出，闭气而炼神也。一咽复一咽，双收两夹，以虚咽为法，是借气取水灌溉之术也。正坐升身，气满四大，血络通行，荣卫和畅，是布气暖身之法也。若此皆非养气矣，养气之道，生时养之使不衰，弱时养之使不散。"这虽是一家之言，但可见养气的要点就在于使元气不衰不散，自满自全。

而要做到这点，不仅要注意防止元气受伤，如强思强举、悲哀憔悴、喜怒过度、寝息失时、耽酒呕吐、怨仇不忍等等，这些都是丧气伤身的因素；同时还要加强道德涵养的修持。道门中有"不动气"之法，这与孟子"不动心"之教，同为修心炼性的两大法门。民间有"忍气"的训诫，所谓"忍得一时之气，免得百日之忧。"道家天玄子曰："忍一分戾气，即增一分祥气。""忍一分仇气，即增一分和气。""忍一分怒气，则增一分瑞气。"凡此种种训教，都是"不动气"功诀。所以《西山群仙会真记》又曰："善养者，淡然无欲，处乎寂寞之境，自有希夷之趣。"

养气可以养心，养心也可以养气。心、气互养，要在"虚"字上下功夫。明张三丰祖师说："虚心养气，虚气养神。气慧神清，广觅药材。"又曰："神为收气主宰，收得一分气，便得一分宝；收得十分气，便得十分宝。气之贵重，世上凡金凡宝，虽百两不换一分。"这就是说收养天地元始祖气，以作长生内炼药物。

总之，养气之道，就在培本固根。如果只做炼气功夫，其所积之气不厚，则其炼气化神功力自然有限，培本固根才是充实雄厚资本之法。

炼气化神为内丹修炼的第二阶段，是在炼精化气的基础上进行的。据丹经所载，炼精化气须满三百次"玄妙周天""阳光三现"之后，才可以转入炼气化神。炼精化气为初关，将精与气合炼而成为阳"炁"作为丹母，为三归二；炼气化神，则"炁"与神合炼，使炁归入神中，则为二归一。这叫作中关，或十月关、大周天。

大、小周天的区别还在于，小周天是采药运转下丹田（脐下两寸半），经过上鼎即泥丸宫（命门至百会），到下炉下丹田而封存；顶曰乾鼎，下田曰坤炉。大周天则把鼎下移，以黄庭中丹田为鼎，以下丹田为炉，元气不再沿任、督二脉运转，只是氤氲二田之虚境，修持只守二田之间，不固定于一田。

宋陈抟《指玄篇》说："苗苗裔裔绵绵理，南北东西自合来。""必知会合东西路，切在冲和上下田。"张伯端《悟真篇》说："虎跃龙腾风浪粗，中央正位产玄珠。果生枝上终期熟，子在胞中岂有殊？"都是指明大周天非运气循环，而是洗心涤虑，以真气熏蒸，以目绵密寂照，冲和丹田，由有为到无为。"气"的本身由微动到不动而尽化，气神合一，最后余元神而已。

究其实际，炼气化神亦只是进一步将神气凝结，由有为过渡到无为，寂空观照，做到一切归乎自然，从而进入炼神还虚阶段。以上这些功夫，并没有什么神秘的，只是就气言气，就神言神，阐明内炼养生的方法而已。

三、神——生命的主宰

神，指人的精神活动，包括感性的、理性的、直觉的思想意识活动，即大脑的功能。它是神态、知觉、思维、运动等生命活动现象的主宰。它有物质基础，是由先天之精生成，并须后天饮食所化生的精气的充养，才能维持和发挥它的功能。它在人体中居于主导地位。凡神气充旺，则身体强健，脏腑器官机能旺盛而协调；神气涣散，则一切机能活动的正常现象都被破坏了。古人把大脑、中枢神经的部分功能和心联系起来，所以有"心藏神"的说法。"心者，五脏六腑之大主也，精神之所舍也。"（《养性延命录》）《素问·宣明五气篇》说："心藏神，肺藏魄，肝藏魂，脾藏意，肾藏志。"这里所说的神、魄、魂、意、志，只是用以区别不同的中枢神经活动现象，以及对内脏产生的某些生理上的影响。实际都是由心（大脑）所主宰的。所以五脏的生理活动、疾病活动的外在反应，也概括统称为神，也就是我们常说的"神气"。

神气的兴衰，直接关系到人体生命的存亡。神散则生萎，神衰则生弱，神亡则生灭，所以养生特别注意养神。丹经称神为气之母，气为神之子，因此，养神还可以起到养气的功用，而养气亦可以养精。神凝气聚，气聚则精生，所以保精养气，须以养神为先。道教修习，教人炼心炼性，修静修定，总是从凝神气穴下手。所谓"凝神"，就是使心神专注一点的意思，也就是心神集中，排除杂念，守住一窍，不散乱，不昏沉，常寂寂惺惺，修止修定而已。

在日常生活中，也应当保护爱惜精神，不可过度劳神。宜寡嗜欲、省思虑、绝贪痴、少言语、戒嗔怒、杜声色、节劳形、忌疲累、俭交游、简事为。《七部语要》论述清心养神的道理时说："神静则心和，心和而神全。神躁则心荡，心荡则神伤。将全其形，先在理神。故恬和养神，则自安于内；清虚栖心，则不诱于外也。七窍者，精神之户牖也；志气者，五脏之使候也。耳目诱于声色，鼻口悦于芳菲，肌体舒于安适，则精神弛骛而不守；志气縻于趋舍，则五脏滔荡而不安。嗜欲连绵于外，心脏壅塞于内，曼衍于荒淫之波，留连于是非之境，而不败德伤生者，盖亦寡矣，以劳形而伤神也。"可见，修持务求其心静，求其形安，求其气和，求其神静。心虚神澄，就可以强固元气，产生精气，充裕血气，自然百病不侵。

丹经中有元神、欲神之分。元神是指先天之性，又称元性。婴儿那种"不识不知"而又具备感觉、灵动的状态，就是元神的体现。欲神指的是气质之性，又称识神，它属于后天，是人与环境接触之后，特别是通过社会交往之后所产生的情志和欲望。宋张伯端《青华秘文》说："夫神者，有元神焉，有欲神焉。元神乃先天之性也，形而后有气质之性，善反之则天地之性存焉。"所谓"反之"，即去掉后天禀性，而返还先天真性。

张伯端《青华秘文》还指出："神由心而生，心为神之君。"心的本体是无为的，不动的，但却主宰着万物。"盖心者君之位也。以无为而临之，则其所以动者，元神之性耳；以有为临之，则其所以动者，欲念之性耳。有为者日用之心，无为者，金丹之用心也。以有为及乎无为，然后以无为而利正事，金丹之入门也。"就是说，神藏于心，动则为神。无为之动为元神，有为之动为识神，金丹之道以无为元神为用。所以要求以先天制后天，以元神引元气，逐步消除气质之性，只有"气性尽，而后本元始见"。元神见则元气生，元气生则元精产。就这个意思而言，内丹修炼的要则，就是为除欲神，炼元神。

按照传统丹道理论，精气神是一个整体，并非并列独立的物质。不过在修炼进程中，又不能不分主次，而以元神为重。神为精、气之主，丹家交会采取，行火炼药，不外乎以神而用气、精。所谓炼精、炼气、炼神，都是以心神为主导。所以《青华秘文》亦曰："精气神三者孰为重？曰：神为重。金丹之道，始终以神而用精气也，故曰神为重。"

到了丹法最高阶段，即炼神还虚，更是如此，丹经称这为上关、九年关。所谓"九年"，不是说修成大丹还需九年，而是用佛教禅宗祖师达摩面壁九年的故事，比喻炼神还虚阶段纯为性功。常定常寂，一切归元，所谓"炼神还虚，复归无极"。陈抟《指玄篇》说："若得心空若便无，有何生死有何拘。一朝脱下胎州袄，作个逍遥大丈夫。"即四大归空，脱离生死，得到大解脱。所以丹经中常用〇来表示虚、元，即一切归于虚空，一切成为圆明，归本返源，明心见性。所谓："如来妙体遍河沙，万象森罗无碍遮。会得圆通真法眼，始知三界是吾家。"也就是明确指出"上关"纯入无为，无遮无碍，万象通明，已经达到与天地合一、宇宙同体的理想境界了。对于这当中的奥秘玄机，宋翁葆光《悟真直指详说三乘秘要》解释说："九载功圆，则无为之性自圆，无形之神自妙。神妙则变化无穷，隐显莫渺。性圆则慧照十方，灵通无破。故能分身百亿，应显十方，而其至真之体，处于至静之域，寂然而未尝有作者，此其神性形命，俱与道合真矣。"

第四节　以阳统阴，阴阳合一

阴阳学说是我国古代的哲学思想体系，又是祖国医学理论的基础之一。《素问》中："黄帝云：夫自古通天者生于本，本于阴阳。""人生有形，不离阴阳。"
阴阳是构成万事万物的基础，也是构成人的基础。"阴阳者，天地之道也，万物
之纲纪，变化之父母，神明之府也。治病必求于本。"就是说，阴阳是自然界对
立统一的根本法则，一切事物只能遵循而不能违背它，一切事物的变化都是依
据这个法则进行的，一切生存与毁灭也都是由这个法则起始的，它是自然界一
切奥妙的所在，人的疾病的发生、发展都与它有关，所以治病的根本就是调和
阴阳。常说的"调气之方，必别阴阳"就是这个道理。阴气在人则以滋养濡润
为其特点；阳气则以升发，运动为其特点。

　　阴阳学说的主要内容为：阴阳互为根本，"阴生于阳，阳生于阴"，"孤阴不
生，独阳不长"。二者彼此消长，"阴消阳长，阳消阴长"。在一定条件下二者互
相转化，所谓"重阴必阳，重阳必阴"，阴阳相生相克，"阴胜则阳病，阳病则
阴盛"。

　　筋经功在注意阴阳相生相制、不可分割关系的同时，尤以阳气为重，"阳气
者，若天若日，失其所则折寿而不彰"。筋经功继承了阴阳互补、以阳为主的思
想，故其功夫对阳气的培养有所侧重，促使阳中生阴，阴阳互补，阴阳平衡，
与《内经》"阴阳之要，阳密乃固……因而和之，是谓圣度"的思想暗合。传统
医学也认为，阳气是人体生长、发育、繁殖的据源，也是人体正气（抗病能力）
的主要成分。阳气不旺，则不可能生机盎然。

　　在习练筋经功的过程中，虽然每个人的反应不用，但筋经功属于阳功范畴，
所以练的时候体感都是发热，不会发冷。

第五节　融合内炼、武术与医疗

　　筋经功的产生、发展受到道、佛、医、武诸家的影响，它糅各家之长，自
成一体。它在功理上以《周易》简易、变易、不易的古代哲学思想为指导，尤
其重视《周易》的平衡对称理论，注重动静结合，内外兼修，水火并存，阴阳
既济，这在全书的叙述当中都是可以说明的。

其次，它是以《内经》《难经》等医理为理论线索，遵循中国传统医学关于脏腑经络的学说，以强身延年、祛病疗疾为目的的一种既养自身又能为他人治病的内炼养生术。所以，它不是一般的内气修炼，而是熔内炼、武术、医疗于一炉的一门系统而精深的功夫。这种功夫又不同于一般的传统医术，它的修炼是以内炼和武术为基础的。

笔者经过六十余年的实践，认为每练功时，需达到全身肌肉与神经的高度协调，做到完整一气，上下相随，动中有静，静中有动，内静外动，外静内动，刚柔相济，使"气"纯养归根，处处以"气"为本。笔者练此功多年后，深感内气充足，筋骨强，力气大，精力充沛，腹背、两肋能经受重击。只需运气发力，两眼骤然圆瞪，自感眼内仿佛迸出两股火光。旁人在场，无不感到目光逼人，灼然可畏。一旦发功出手，击人重如铁石，就是一般的壮汉也难忍受。自己也感到有一股内气充盈五脏，无穷之力从根节处迸发，直达四梢。久练此功之人，外表枯瘦，内实充盈，肩宽手长，双目炯炯。每练此功之后，两肋处有清凉之感，身心非常愉快，不易疲乏。每遇困乏之时，一练此功，顿觉疲劳全消，精力充沛。至于平秘阴阳，畅通筋脉，祛除顽症，健康长寿，更是练筋经功所能达到的显著功效。

第三章　静修功夫

道教之祖老子主张「清静无为」，「归根结底是一个『静』字，清静才能识根源」；佛教之祖释迦牟尼主张「应生清净心」，「信心清净」就生「实相」。这就是说只有心静才能感觉到真实的东西。一个「静」字，有着巨大的力量，无穷的作用，尤其是对人体生命更是息息相关。

　　静功是指在练功时肢体不运动的各种练功方法。主要的作用是炼"内"，即对机体的内部进行锻炼。

　　历代养生家对"静"的含义有不同的理解和解释，从而产生了各种各样的练功方法。虽然如此，他们对"静"在练功养生中的重要作用的认识，却基本上是一致的。

　　人是一个复杂的机体，它的生命活动无时无刻不在运动和变化，并保持着相对的平衡和协调。如果阴阳不调、气血不畅、经络不通，则势必引起机体活动异常、百病丛生、以致夭折。实践证明，内炼以各种练功手段，尤其是静功，做到入静，通过"意"和"气"的锻炼，就能使阴阳得以平衡，气血得以调和，经络得以疏通，真气得以充沛。人的机体的各个方面得以协调和平衡，对疾病的防御能力自然日益增强，从而达到祛病延年之功效。

　　意静对人体大脑的保护作用尤为重要。近年来，心理与生理的关系，即心身医学，引起了世界各国的广泛重视。不同的心理状态能够明显地改变大脑的生理机能活动。如果情绪的应激性引起交感神经过亢，久之则病；如果松弛反应，则能纠正其异常状态，调整其不平衡，从而保护大脑，维持大脑功能的最佳状态。道教养生家对此非常重视，把它称为延年益寿的第一关键。内炼的"意守入静"与"意念诱导"，能加强和改善大脑皮层的兴奋——抑制过程的相互转化能力和稳定性，促使紊乱的皮质功能得到调整，从而使大脑处于最佳状态。所以，普遍认为静功是促使大脑充分发挥机能的最好手段。

　　纵观古今中外，凡长寿者一般总能经常保持平和宁静的心境、乐观豁达的情绪。静是养身处世之宝。有些所谓练功得道之人，他们都可以做到心清意静，从而可以感觉到一般人所感觉不到的东西，考虑到一般人所考虑不到的情况。也可能，由于深层的意静，发挥了人的潜在本能，诱发出异于常人的特异功能。由于人们对此不理解，就把这些得道之人奉为神仙。

道教之祖老子主张"清静无为"，归根结底是一个"静"字，清静才能识根源；佛教之祖释迦牟尼主张"应生清净心"，"信心清净"就生"实相"。这就是说只有心静才能感觉到真实的东西。

一个"静"字，有着巨大的力量，无穷的作用，尤其是对人体生命更是息息相关。故研习养生之道，务必先要弄明白"静"的道理。

这里所说的"静"是指精神状态的安静。这种静与自然睡眠和一般休息的静不同，它是在觉醒的状态下的一种特殊的安静状态，也即是主动的内抑制状态。它通过一定的练功姿势、呼吸、意守等手段，达到"外静内动，静中有动"。对人体大脑的机能来说，这是一种特殊的锻炼。动与静是相对的，宇宙间万物都是在不断的运动变化，绝对的静是不存在的。要促进和调整人体的生理功能，保持经络气血通畅，就必须使其内气更好地动起来，但这种动必须在静的状态配合下才能更好地实现。所以，静（内静）是练功的前提，不能实现最好的静，就不能完成最好的动。静功则是通过肢体的外静达到内动，这就是"外静内动，静中有动"。

筋经功的静功主要有四种：

1. 腹式呼吸静坐法

2. 逆式呼吸静坐法

3. 卧功

4. 站桩功

以下将逐一介绍各种静功功法的姿势、呼吸、意念的控制以及一些有关问题和注意事项。

第一节　基本功法

一、腹式呼吸静坐法

静坐功是最基本的功法。无论是道教还是佛教都讲究打坐，并以此作为练功的重要课目，可见其在内炼中作用之重要。

坐前准备：

选择安静的场所，务要少有人声及其他嘈杂声响为宜。每天两次，早上黎明前和晚上寂静之后才开始静坐。

早上先将窗户打开，让室内空气流通。冬天也可将窗户关上，同时注意保暖，以防受凉。

静坐可以坐在凳子上，也可以坐在床上，但无论哪一种坐法，都必须以座位平坦，坐得舒服自然为好。

宽松衣带，去掉束缚，使肌肉不拘束，气机不阻滞。

静坐姿势：

1. 坐凳。面向南方，端坐在凳子上，两脚平放在地，右脚向右平移3拳，约35厘米，小腿与大腿的膝关节成90度直角，双手手心向下成阴掌，自然放在双膝上，肘关节下垂，也是90度直角（如图1）。

2. 坐床。仍面向南方，将左脚垫在右腿股下，左脚踵托住会阴穴，右脚放在左腿上，这叫作单盘腿坐。再把左脚从下扳上搁在右腿上，这叫双盘腿坐。无论单盘腿或双盘腿坐都可以。左手背平放在右手心上，两手重叠，手心向上，横置丹田处。如是女性则相反，右手背放在左手心上，双手重叠，手心向上，横置丹田处。也可以右手成三清太极手，食指掐在拇指尖上，竖掌，掌根垂直左手劳宫穴，左手横放在丹田上（如图2）。

3. 调息。坐好后不要呼气，也不要吸气，突然吐出一口气，尽量吐尽体内浊气，然后口鼻同时一吸一呼3次，咽下，以补丹田呼出之气。同时，合齿，吻唇，舌尖轻舔上腭，闭目，留一线缝。身体宜平直，脊柱要正，含胸拔背，胸部可微前倾，使心窝下降，自然平稳地端正而坐。坐时垂肩、坠肘、全身放松，背不要倚靠，头上悬，正直。呼气时稍快一些，吸气时略慢，但呼气时须呼尽，吸气时须吸尽。吸气时小腹随气慢慢鼓凸，然后呼气时又将鼓凸的

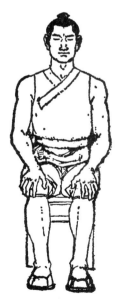

图1

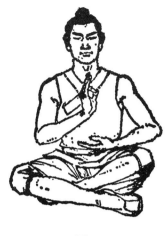

图2

小腹随着气的呼出收缩。就这样，在一呼一吸的同时将小腹部一鼓一收，不断反复。呼吸要努力做到匀、深、细、长。

4. 意守。当呼吸调顺之后，两眼微闭，从眼的线缝中内视鼻尖，默想到从人中经承浆、天突、华盖、紫官、膻中、中脘、气海、关元诸穴到达中极。然后将注意力集中于关元与中极部位（脐下小腹），排除一切杂念入静，眼光内视小腹，系心脐下，呼吸匀、深、细长。这样练一段时间，大约两星期后，自然会感觉到有一股气流进入小腹，丹田发热，谓之"气贯丹田"。

二、逆式呼吸静坐法

1. 导引。当腹式呼吸静坐练到丹田发热以后，就可以进行逆式呼吸静坐的练习。要改变呼吸方法，即吸气时逐渐随气收缩小腹，小腹凹下去，同时收肛提谷道；呼气时腹肌逐渐放松，小腹部慢慢鼓凸，肛门微收。呼吸要自然进行，不要有丝毫勉强做作。全部用鼻呼吸。吸气时用意念导引这股热流，使之冲破尾闾关，沿着督脉向上引，令其穿过命门、夹脊，过玉枕，上百会，经上鹊桥向下经人中降至任脉，再由承浆、华盖、膻中、七坎直达丹田。热气周而复始，一呼一吸一个循环，称之为打通任、督二脉，以上所叙述的就是任、督二脉上的穴位。实现了任、督二脉相通之后，即为小周天。

2. 收功。不想再坐时，首先必须慢慢散意，即从练功之意散开来，进入收功。

撤桥，舌头不用再抵住齿龈了。松齿，牙齿也不用再咬合了。明目，慢慢睁开双眼。吞津，将口中的口水缓缓咽下。撤手，慢慢地将两手放开。这时，意念上想象气从全身的毛孔向外放出约1–3分钟。然后可微微摇动身体，两个手掌互相摩擦，直至掌心发热之后，将两手掌心贴于面部，上下摩擦脸面24次。然后轻放双足，两手扶在双膝上，再向前缓缓伸直，静待片刻后才慢慢起立。

三、卧功

　　筋经功的卧功又叫如意卧、吉祥卧。这种功法看似简单，但如能长期坚持下去，很有好处，尤其是老年人和体弱多病者，最为适合。由于功法简单，易学易会，疗效显著，曾有多位神经机能障碍、肢体不能活动的瘫痪病人，长练此功，治好了顽疾。其关键就在于坚持不懈。

　　《太清调气经》云："服气功余暇，取静室无人散发脱衣。"早晚静时解松衣扣，做好卧前准备之后，端坐于床上，坐好后不要呼气，也不要吸气，突然空吐出一口气，将体内的浊气吐尽，口鼻同时一吸一呼3次，吻唇，合齿，舌尖轻舔上腭，微闭双目，留一线缝。由鼻缓缓吸进新鲜空气，一口咽下，以补丹田呼出之气。

　　向怀中屈膝收双腿，两脚心涌泉穴相对，两手心向上（如图3），静默片刻，从左右同时分开，上举至头顶，将左手的劳宫穴平压在头顶的百会穴上，右手之劳宫穴重叠在左手的外劳宫穴上，女性将右手的劳宫穴平压在头预的百会穴上，左手之劳宫穴重叠在右手的劳宫穴上，然后平心调息。自然呼吸，鼻进鼻出，略坐片刻，约3至5分钟（如图4）。

　　手足保持原状，顺势向后倒下，仰卧，面部向上，仍然保持坐的姿势，卧

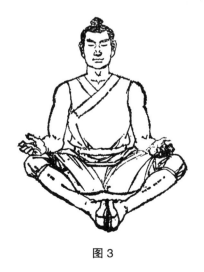

图3

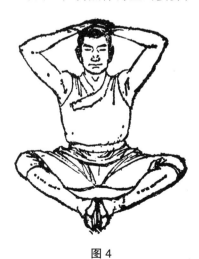

图4

约 5 分钟。

身体向右翻转，左右手掌同时向下移动，贴着左太阳、右太阴，抚摩沿脸颊下，至右手小指的螺纹面贴放在太阳穴上，无名指、中指、食指靠拢与掌面贴在脸颊上，大拇指的指尖内侧贴靠在耳垂下的夹车穴后的凹下处；左手顺左肋下移放在股骨头下，左大拇指外侧掐在左手食指的商阳穴上；右腿曲，左腿伸，意守丹田，自然呼吸，鼻进鼻出，意守丹田 20 分钟（如图 5）。

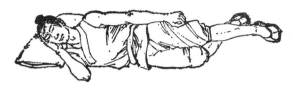

图 5

开始练此功时，易于入睡，练一段时间之后，全身发热出汗，那时可以从 20 分钟增加至 1 小时左右，一般练 30-40 分钟即可，每日起床前、晚睡前练功。卧时将被盖好，以免受凉。

四、站桩功

筋经功的站桩功又叫浑元桩。它可以使气血流畅，所以既炼精气神，又炼筋骨肉。习武者都必须以站桩为基础。

1. 姿势。面向南方站立，右脚向右横跨半步，两脚距离与肩同宽，平稳地站立，双脚尖向前。

2. 调息。空放一口气，排除体内浊气，沉肩，坠肘，全身放松，口鼻同时一呼一吸 3 次。

吻唇，合齿，舌尖轻舐上腭齿龈处。双脚以前脚掌为轴，脚跟各向左右移成内八字，身体重心移至双脚外侧，脚趾内抓地。双膝稍曲，亮出涌泉穴，自然呼吸，鼻呼鼻吸（如图 6）。

3. 意守。垂帘，双眼微闭，留一线之缝，内视鼻尖，向下从任脉路线直想到丹田，两手成莲花掌，双手虎口相对，两臂慢慢抬至胸前，肘关节稍下垂（如图 7）。

此时营造意境，心里想象着怀中抱的是一棵大树（如松柏树），你自己此刻头顶蓝天，直耸云霄；脚踏大地，巍然而立；背靠大山，四周弥漫着松柏树的清香……沉醉在这样的意境中，意守丹田，练至丹田发热。当丹田发热后逐渐会出现一些内动现象，全身气血旺盛，经络通畅，两腿有股暖流往下冲，两脚发热，如深深嵌入地中，屹然而立。如果达到上述境界，身心有如在雨过天晴后感到的无比轻松愉快。

练站桩功的时间最初为 5 分钟，逐渐增加到半小时以上。如感到腿部疲劳，要适当坚持，才能收到功效。

4. 收功。慢慢睁开双眼，松齿，开唇，翻掌，两手在丹田处交叉，左手劳宫穴对准丹田按在小腹上，右手劳宫穴对准左手的外劳宫穴重叠地放在丹田上。女性相反，右手劳宫穴对准丹田，按在小腹上，左手劳宫穴对准右手的外劳宫穴，重叠地放在丹田上。双脚并拢，松舌，吞津，默数 20~80 拍时间，仍然意守丹田（如图 8）。

撒手，双手同时四指并拢，大拇指外侧指尖掐住食指甲根的外侧商阳穴上。两手下垂至两大腿外侧，意守丹田 24 拍时间。

两手掌心相合，用力摩擦使之发热，然后两手以中指沿鼻部两侧由下而上贴面擦推，上至额部，下至面颊。这样做可使面部气血畅通。

站桩功结束后可以自由散步活动一下，如感到全身酸麻，可进行四肢的自

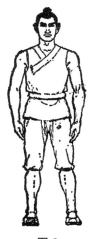

图 6

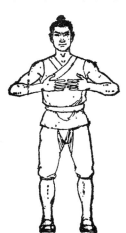

图 7

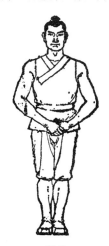

图 8

我按摩或拍打。

以上坐、卧、站三种静功就介绍完了。坐、卧、站功各有其特点和相应的生理作用。站桩功的优点是容易调和气脉，对强壮身体，引导气血下降，有一定的好处，但容易疲劳，所以初学者不宜久站，使身体过累，尤其是重病、身体太弱的人，也不宜行站桩功。卧功的优点是比较舒适，不累，易于松弛诱导入眠，对久病体弱者最为合适。坐功为初学者常常首先采取的姿势，它兼具了站、卧二功的优点。选择哪种静功姿势，要根据体质和病情灵活采用，但为了多方面配合，最好坐、卧、站三种静功都能掌握。一般是先练坐功，辅以卧功，有一定基础之后，再加上站桩功，采用"坐""站"结合的方式。

第二节　静功要领

静功的要领不外乎调身、调心和调息三个方面，而且三者必须密切结合。这里讲的姿势、意念和呼吸是内炼的三种手段。各种功法对这三者的锻炼虽常各有侧重，但始终将这三者作为一个整体，而且都是在意念活动的主导下进行的。

具体说来，筋经功静功的要领是：松静自然，意气相随，调整呼吸。

一、松静自然

《黄帝内经·素问·上古天真论》说："恬淡虚无，真气从之，精神内守，病安从来。"这里强调了真气的产生与"恬淡虚无"有极密切的关系。"恬淡虚无"四个字翻译成现代内炼术语，就是"松静自然"。放松、入静、自然，是内炼的基本原则，它们对于静功尤为重要。在这里它包含了三个方面的内容。

第一，要努力做到一个"松"字。这个"松"既指肢体的放松，也指精神上的放松。前者不仅是指肌肉、关节，连内脏都要自然松弛，同时，练功的姿势要正确。姿势不正确，不仅会影响肢体的放松，还会影响入静。这就是古人说的"形不正则气不顺，气不顺则意不宁，意不宁则气散乱"。后者精神上的放松，主要是要解除精神上存在的某些紧张状态。精神不紧张，才能做到肢体的真正放松。而身心的松弛必然使得经络通顺，气血流畅，这样大脑才易于入静，呼吸也才易于调匀。当然，这种放松不是松懈，不是松散无力。

第二，要努力做到一个"静"字。这是指精神状态的安静。也就是在练功的过程中，要排除杂念，减少思维活动，使心情平和、思想宁静、精神内守，从而使大脑进入高度的主动内抑制状态。但一个人的精神状态又是不容易静下来的，人们常用"心猿意马"来形容一个人的精神活动像猿猴和马那样不易收拢。对于一个生活在复杂社会中的成年人来说，常常是杂念丛生、心绪难平的。要把杂念和心绪收束住，就得按照一定的方法，耐心地进行锻炼。只要坚持这样做，就可以在练功中进入"入静"状态。心意控制得好，"欲静则静，欲动则动"，就进入随心所欲的阶段了。

练功时诱导入静的办法很多，这里只着重介绍三种：

1. 默念法。默念数字或词语，比如可以随着呼吸默念1、2、3、4……一直数下去。也可以念一些暗示性的词语，如"放松""入静""除病""健康"等短语。这是一种化杂念为正念的办法。

2. 意守法。意守就是练功者以自己的心理活动去影响生理活动，从而达到入静。意守分为意守体外物体、情景和意守穴位两种。意守体外使人产生平和、宁静情绪的物体，如花卉草木、高山流水；意守一件使你愉快宁静的事情和景物，如"天鹅浮在碧澄的湖面上""你和孩子依偎在大树下"等等。这种办法比较简单易行，是第一种意守法。第二种意守法则是意守穴位，筋经功的静功一般都要求意守中丹田，这是常用的意守办法。

中丹田在脐下二寸半，关元至中节之间的地方，那里又叫"气海穴"。由于中丹田在人体的中部，意守此处容易增强脾胃功能，引起腹腔脏器机能活动的一系列良好变化，并对内气的积蓄和发动有积极意义，所以练气功者一般总要意守中丹田。

对于意守法应当指出，意守的目的是为了排除杂念，更好地入静，因此在意守的过程中不要硬守、死守，而要"似守非守，若有若无，一聚一散，神守如一"。

3. 内听法。在练功过程中内听自己两耳的鸣叫。凝神之后，你会听到耳内发出如蟋蟀般鸣叫的声音。我在长期练功中体会到，这也是一个比较好的入静方法。

第三，还要努力做到两个字："自然"。这包括了练功的诸多方面，如练功的姿势、呼吸和意念活动等等，都要在自然的条件下进行，而不能过于勉强做作。这就是常说的"练功贵乎自然"。练功讲究放松入静、因势利导、顺水推舟、顺乎自然，尤其是呼吸，必须匀畅自然，柔和平稳，切忌意念太浓，以意强领。

二、意气相随

正确认识并处理好"意"和"气"是练气功的一个重要问题。"意"是指练功者的意念活动，包括思维、意念、意识、精神状态、情绪等等，是大脑的功能；"气"，是指人体的真气、内气。

在练功中"意"与"气"的关系应当是：练意为主，意气相随，二者紧密结合。"气"是人体生命活动的一种基本物质，练气就是通过调动内气以发挥人体自我调节的作用。所以，气是基础。但是，气的运行又必须有赖于意念的导引。气为基础，意为主导。这是"意""气"相互依存关系的简明概括。

具体说来，在练功中要努力以意引气，意气相随。练功者用自己的意念活动去影响内气的活动，使内气随着意念活动缓缓运行，逐渐达到意气合一的境地。

三、调整呼吸

调整和锻炼呼吸，在内炼中是至关重要的。呼吸对人体的生命活动不可须臾或缺。人从离开母体到生命终结，无时无刻不在呼吸，因此正确调整和锻炼人的呼吸运动，不可忽视。

经过炼气调整的呼吸，可以增强呼吸系统、消化系统的功能，起到调和气血、按摩内脏的作用，同时又有助于放松入静。"意"要导引"气"时，必须在呼吸的配合下才能实现。此外，呼吸还可随着"气"的运行起到升、降、开、合的作用。一般说来，呼气的时候对"气"起到降和开的作用，吸气的时候对"气"起到升和合的作用。当然，呼吸对"升、降、开、合"的这种作用也不是绝对的，它也受到其他方面的作用和影响。在一定条件下，"意"也可以改变呼吸主"升、降、开、合"的一般情况。

筋经功静功中常用的呼吸法有如下几种：

1. 自然呼吸法。练功时，练功者采用平时的呼吸方法，思想上不要特别注意自己的一呼一吸，呼吸也不用力，不过度，不紧张，要和平时一样，不要意识到自己在呼吸，更不要注意到自己哪个动作呼气，哪个动作吸气，完全是在身体放松、心神平和的状态下进行呼吸。

在上述自然呼吸的基础上，练功者还要逐渐锻炼自己的呼吸，使其深长，匀畅。但这种呼吸仍然是在自然的前提下实现的。

2. 腹式呼吸法。用鼻呼吸，将气缓缓地沿任脉路线引入"中丹田"，小腹部随着吸气慢慢鼓凸，然后又随着呼气将鼓凸起来的小腹慢慢地收回。就这样，在一呼一吸的同时，小腹也就一鼓一收。注意呼气、吸气都要比较自然，腹部的鼓或收不是由于腹部肌肉的作用，而是因气的进入或呼出产生的。

3. 逆式呼吸法。刚好与腹式呼吸法相反。用鼻呼吸，将气缓缓地沿任脉路线引入"中丹田"，小腹部随着吸气慢慢收缩；然后又随着呼气将收缩的小腹慢慢向外突起。在一呼一吸的同时腹部也就一收一鼓。同样，也不是腹部肌肉的作用，而是气的进入或呼出产生的。

4. 浊气呼出法。无论筋经功的坐功、卧功和站功都要求开始要突然吐出一口气，就是吐出体内浊气，务求吐尽，所以，吐出的气必须匀、深、细、长。吐出浊气后，口鼻同时一呼一吸 3 次，为体内补充新鲜空气。

练功时对呼吸的要求是：匀、深、细、长。就是说，气功的呼吸应当是均匀、深缓、细柔、绵长的呼吸。这种匀、深、细、长的呼吸是一种有节律的、平和的、自然的呼吸。它有助于诱导放松，帮助入静；当空气通过鼻腔时对鼻黏膜的末梢神经起到有规律的刺激作用，从而改善有关器官的机能活动；深长匀畅的呼吸对肺脏的作用尤为显著，它能使肺部充分扩张和收缩，增强肺活量。

练气对呼吸的调整和锻炼不是一蹴而就的，它和"意"的锻炼密不可分。

所以不可操之过急，也不可强求。在姿势不正确、操作不熟练、动作不协调的时候，就急于调息，或者把对呼吸"匀、深、细、长"的要求简单化地理解成深呼吸、猛呼猛吸、呼尽吸尽，那就势必会出现呼吸反而不畅，甚至头胀胸闷的情况。总之，呼吸要顺乎自然，不可强求；注意以意领气，以意导气，那样，就可能逐步做到匀、深、细、长了。

四、练静功的注意事项

1. 练功时间。最好是"子后午前行，以寅、卯为佳"。子时是夜间 11 时 - 凌辱 1 时，午时是中午 11 时 - 下午 1 时，寅时是清晨 3 时 -5 时，卯时是早上 5 时 -7 时。就是说练功的时间应在头天晚上的 11 点开始到第二天中午 1 时这段时间为好，早上 3 时 -7 时是最佳时间。

它的根据是子午流注理论对时间的选择。子午流注认为人体的气血循行，子时"阴至极"，是"阴极阳生"之时，而午时阳最盛，所以"子时"和"午时"是阴阳的分界点，掌握住规律，就能因势利导。

至于寅时与卯时最佳，是因为这两个时辰，内气正运行于肺经和大肠经，同时正是太阳将升之时，少阳之气，对人体大有好处。

重病患者要根据这一规律，改变生活习惯，调整作息时间，以保证晚上练功的时间。

每次练功时间长短的选择，应当根据练功者的体质及具体情况来决定。一般每天可以练习二三次。

2. 练习静功和其他功夫一样，贵在坚持。不要"虎头蛇尾"，更不要"三天打鱼，两天晒网"、"一曝十寒"，时练时辍，或者干脆中途而废。影响坚持下去的原因，可能是一时掌握不住要领，短时期效果不显著，"知难而退"；也可能是以为已经掌握，或者病情业已好转，从而"浅尝辄止"。无论什么理由，如果不能持之以恒地坚持，那么再好的养生方法也是徒劳的。

3. 练功的环境，最好是空气新鲜、清洁干燥的地方，切忌不要坐在风口处和有污水垃圾的地方。同时，环境最好比较安静，能够排除外界的干扰，尤其要防止出现突然声响而使练功者受惊的情况，比如燃放鞭炮，突然敲打锣鼓，或在练功者背后拍击、吼叫、恐吓等等，都是要尽可能避免的。环境的光线要柔和，尽量避免强光直射。

4. 练功务求松缓自然，舒适得力，切切不可拘泥呆板。要做到真正放松入静自然，务求思想专一，练功时不要杂念丛生，总是思想开小差。有什么急需办理的事，在练功前就把它安排好。思想开朗，将一切烦恼、忧愁与喜怒哀乐等等个人情绪都抛之脑后，这样才静得下来。

5. 练功时间的长短、次数的多少，依照练功者各自的体质和工作、学习、生活情况而定，不必强求一样。一般初练者以每日早晚各一次，每次15分钟至30分钟为宜，体弱多病者一开始还可以短些，然后循序渐进，逐步增加练功时间。

6. 在服装方面，不要穿过紧的衣服，最好是宽松的服装。练功时松开领口，解开衣带，取掉眼镜、手表等物件。总之，使身体肌肉、关节均不被束缚，气机不被阻滞。

7. 早上练功前，一定要先把大小便解尽，再开始练功。

8. 遇有疾病要停止练功，如有感冒发热、有炎症等等情况，都要暂停练功。

9. 饭后也不要马上练功，一般要在吃过饭一小时之后才能进行。

第四章　动修功夫

行功是筋经功中动功部分的基础功之首，是学道功之人的基本步伐的必修课。这套行功动作不复杂，易学易会，它对于通经络、和气血、平阴阳、强筋骨的作用显著，在筋经功中占据相当重要的地位，不是有『千里之行，始于足下』的说法吗？

动功是以肢体的导引屈伸为主，配以适当呼吸意念的一种锻炼方法。它仍然是在大脑相对安静的状态下进行的一种动静相兼、内外结合、松紧互用、刚柔共济的运动。它是养生修炼过程中不可缺少的环节。

有关动功的效用，历代养生家有众多的论述，但大体上均以"动则生阳"概括之。其实，这是很不全面的。那么，动功的效用究竟如何呢？《素问·生气通天论》云："阳气者，精则养神，柔则养筋。"唐启玄子对此释云："阳气者，内化精微，养于神气；外为柔软，以固于筋。"后世的许多医家对上述经文的解释亦大体如此，都是以阳气的精粹部分养于神，阳气的柔和部分养于筋来说明"精则养神，柔则养筋"。而笔者则认为上述经文有其更深刻的涵义，是对各种养生功法的高度概括。有关"精"字的含义，《广韵》释云："专一也。""柔"字的含义，《说文》则解为"木曲直"也。由"精""柔"二字的涵义，我们可以得出上述经文的比较准确的解释。

阳气对于人体的作用有二，一为"精则养神"，二为"柔则养筋"。"精则养神"，即专一则养神。这实际上是对静功修炼的高度概括。在静功的修炼中，要求屏息万念，神守专一，而"精"的涵义正好说明了这一点。故"精则养神"，就是指静功的修炼主要在于养神。"柔则养筋"，即曲直则养筋。曲直本用以形容木的柔和条达之性，这里引借来说明人体，则主要指肢体的曲伸活动，这实际上是对动功修炼的画龙点睛。动功的修炼主要就是通过肢体各部分的导引曲伸来进行的，这又正合于"柔"的内涵。因此，柔则养筋，也就是说，动功的修炼主要在于养筋。

总而言之，进行静功的修炼，则阳气就可以温养人体的神；若进行动功的修炼，则阳气就能够舒养人体的筋。换句话说，就是把无形的精气神和有形的筋骨肉更加有机地结合起来，铸成一个整体。可见必须动静结合，方能得阳气之全。《黄帝阴符经》云："可以动静。"梁代医学家陶弘景说："能动能静，所以长生。"都是这个道理。

　　既然我们明白了动功的主要作用在于养筋，那么，在养生修炼的过程中，养筋何以占有这样重要的地位呢？

　　《素问·阴阳应象大论》说："东方生风，风生木，木生酸，酸生肝，肝生筋，筋生心，肝主目。其在天为玄，在人为道，在地为化。化生五味，道生智，玄生神。神在天为风，在地为木，在体为筋，在藏为肝。"在解释上述筋的作用前，我们必须首先弄清楚"道"究竟指的是什么。

　　关于"道"的讨论，已经有了上千年的历史。道者，道路也。这个道不存在于身外而在于身内。在上述这段引文中，还提出道始于东方的问题。为什么是始于东方而不是别的方向？这是因为东方乃春所主，生气盎然，如生命之始，万灵之根。道始于东，即沟通了人与生命之源的道路，人有此源头活水，则可尽享天年。若能修持此道，使其不断地与生气之源相通，则此道即为养生之道。

　　道的通畅与否，是由两个方面的条件来确定的。其一，是主宰其作用的神；其二，是作为其本体的筋。因此，筋的强健与畅达，就成为养生修道中一个十分关键的环节了。当然，还必须体用结合，筋神共养，才能使养生之道畅通无阻，才能不断地接纳天地生灵之气，以为寿命之本。以上所述，一方面说明了养筋在养生修炼过程中的重要作用；另一方面，也强调了必须筋神并养、动静结合的重要意义。

　　此外，动功亦属道家内丹术的筑基功。只有奠基坚固，才能竖柱安梁。因此，动功的修炼对于能否进入丹功阶段是至关重要的。恰如已故中国道协理事王沐先生所言："内丹系以形体为基础，必须使身体健康起来，将亏损补足，才能进入正式炼丹阶段。"

　　初事修炼之人，由于平素劳碌，或安逸少动，百节不流通，以致脉络壅塞，气血凝滞。进行适当的动功锻炼，则可以通关荡秽，强筋健体，为内丹的修炼打下必要的物质基础。

　　筋经功的动功功法甚多，在这本书里我准备逐节介绍行功、筋健功、筋拔断功、阴阳升降开合功、五岭功、筋经十四式等功法的姿势、动作要领。

第一节　行功

　　行功是筋经功中动功部分的基础功之首，是学道功之人的基本步伐的必修课。这套行功动作不复杂，易学易会，它对于通经络、和气血、平阴阳、强筋骨的作用显著，在筋经功中占据相当重要的地位，不是有"千里之行，始于足下"的说法吗？

第一式：预备式

　　面向南方站立，两脚自然分开，与肩同宽，两脚平均着力；双手下垂放于身体两侧。突然空放一口气，尽量吐尽浊气。与此同时，垂肩坠肘，全身放松，两膝微屈，含胸收腹，口鼻同时一呼一吸3次（如图1）。

第二式：学道行

　　在预备式图1的基础上双脚靠拢，双手微屈，四指并拢，大拇指尖的内侧掐着食指内侧指甲根的商阳穴上，双肘略弯，吻唇，合齿，舌尖轻轻舔在上腭的齿龈上（如图2）；出左脚向前踏在地上，站稳后，右脚突然向后蹬，同时右脚趾亦向后抓并向上提起（如图3）；当右脚向前踏在地上之后，左脚也同前面右脚一样的动作；来回左右脚轮流进行，共走200步（如图4）。走完之后成直

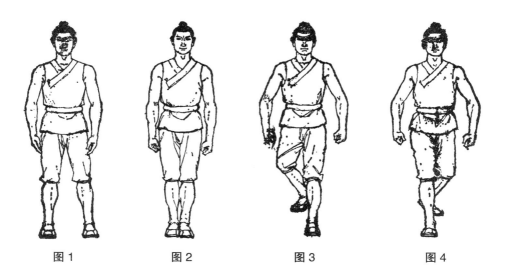

图1　　　　　　　图2　　　　　　　图3　　　　　　　图4

立姿势。

做此功时必须注意：要第一步走稳定之后，再走第二步；意念集中在脚上；用鼻呼吸，务求自然放松。此功练得好，久走就会产生双脚轻快舒畅甚至有腾空而起的感觉。

第三式：丫雀步

在学道行的基础上，再练此功。先出左脚，合肘向前抬起至胸前，使前臂与胸平行，掌心向前，手指向左（如图5）；同时左手五指稍并拢成勾状向右后勾甩（如图6）。接下来出右脚，在出右脚时左手肘向前抬起至胸前，前臂与胸平行，掌心向前，手指向右（如图7），同时右手五指并拢成勾状向左后勾甩（如图8），缓步前行。行40步结束，回到直立姿势。如此左右脚反复交替前进。

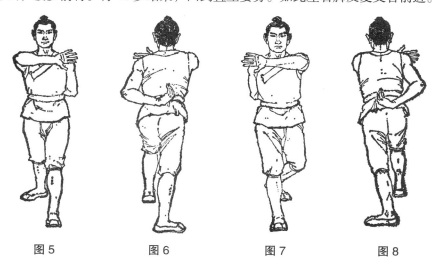

图5　　　　　图6　　　　　图7　　　　　图8

第四式：泳步

从预备式姿势开始，先出左脚向前开步，同时左手掌心向下向前出手，由前向左后方划半圆，掌心与地面成平行如探食物一样。收回时随左手掌划半圆时吸气，意念好像要将宇宙中的真气取回（如图9）；当左手收回时，右脚向前开步，右手掌与左手掌相同，掌心向下向前出手，由前向右后方划半圆，然后收回，出手时呼气，默想随着呼气把身体内的病气废气从右手掌劳宫穴排出去。

就这样走 24 步（如图 10），然后出右脚、右手，姿势与左脚、左手同。如此交替进行，做完回到直立姿势。

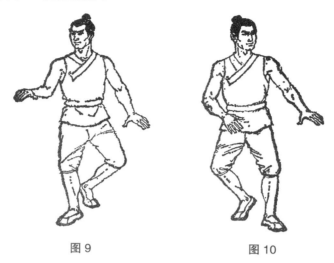

图 9　　　　　　　　　　图 10

第五式：鹰飞步

从预备式姿势开始。全身放松，指尖向下与地面垂直，吸气时双手的肩、肘、掌各向左右向上提起，左脚亦上提，吸气，当左脚向前跨出一步落地时，双臂、肘、掌同时亦落下于身体两侧，呼气，成鹰飞状（如图 11、12）。动作时意念

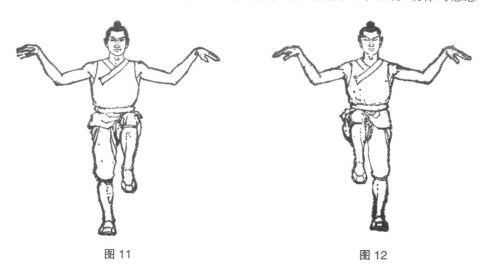

图 11　　　　　　　　　　图 12

在两掌心之中。然后左右脚轮流进行。如此进行各24步，可调和气血。做完后回到直立姿势。

第六式：阴阳和气步

从预备式姿势开始，出左脚向左划半圆收回，左手手心向下成阴掌，亦向前向左划半圆收回，当同时出左脚、左手时用鼻吸气（如图13）；手脚收回后，右手手心向上成阳掌，右脚同时亦向右后平稳地划半圆收回，同时用鼻呼气（如图14）。这样共做24次，完后，右手与右脚亦像左手左脚一样动作吸气，左手左脚亦同于右手右脚动作时呼气，如此24次，意念在手心，完后回到直立姿势。

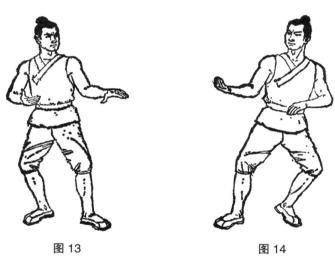

图13　　　　　　　　　　　　图14

第七式：浪步

此功又叫摇橹步。在第六式结束时直立的基础上，营造意境：我现在就站在水中的船上，手拿木桨。左手在下，右手在上，同时全身放松，提左脚、左手执橹前部向后，右手执橹上部时吸气，脊柱亦随之向上蠕动。当左脚向前踏地时，橹桨前部向前搭出，拉回，右手执橹桨后部向前推出，呼气（如图15、16），做24次后，再做右手右脚动作，与左边相同，做24次，完后回到直立姿势。

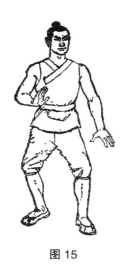

图 15

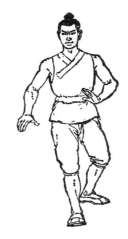

图 16

第八式：猫步

在直立姿势的基础上，全身放松，垂肩坠肘，以肩带动肘，腕掌向上提起，双手各五指尖撮拢成一撮，亦向前向上提至胸前；左脚亦与手同时提起脚掌心向后，脚趾抓住鞋底亦向后，在手脚移动时鼻子与动作同时吸气，当一口气吸满时，左脚和双手同时向下时呼气，直到左脚踏在地面时，气呼完（如图17、18）；右脚如同左脚一样动作，双手亦同前吸气，当一口气吸满时，右脚和双手同时向下时呼气，直到右脚踏到地面上时气呼完（如图19、20）。意念在脚

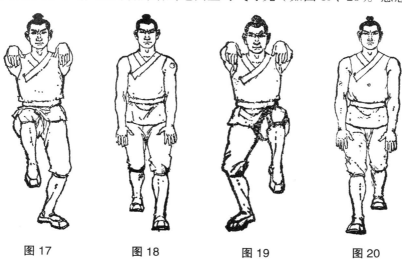

图 17　　　　　图 18　　　　　图 19　　　　　图 20

心，一步一手左右进行各 24 次。此功可通筋脉、调气血。

第九式：大云手式

在直立姿势的基础上，左手由下向上提起，左脚同时提起，吸气。当左手提至额前时气已吸满，翻掌心向前，由前向左侧方向移下，呼气，左脚亦落下踏在地上（如图 21）。再将右手同左手一样比划，右脚亦同左脚相同动作（如图 22），如此进行 24 次，第一步踏稳后再行第二步。此功可通筋脉、调气血。

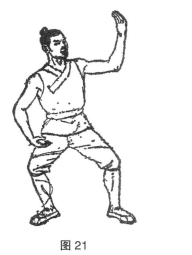 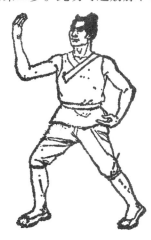

图 21 图 22

第十式：揉球步

在直立姿势的基础上，左右手同时上提收至腰间。左手掌横置丹田，掌心向上，右手掌横置七坎穴，掌心向下，左右手掌心的劳宫穴相对，双膝微曲下蹲（如图 23）。重心移至右脚上，左脚慢慢抬起，脚尖触地，起左脚尖，鼻慢慢吸气。意念好像双手之间横抱着一个气球，腰部慢慢由右向左扭动，左脚向左前方划出一步，左手亦随左脚，由下向上翻动至胸前七坎穴。动作时注意保持意念中的气球始终成圆状，右手护气球通过后背命门由左向右扭动，直到右手掌横置于丹田处。扭动时也注意保持球体成圆球状。这时呼气已满，重心移在左脚上，右脚慢慢抬起，脚尖触地，起右脚尖，鼻慢慢呼气，同时腰部慢慢由左向右扭动；右脚向右前方划出一步，右手亦随右脚，由下向上翻动至胸前七坎穴，呼气完，然后再向左，向右，各做 24 次（如图 24）。注意揉球时要意念集中在手中抱着的球上，再扭动命门，配合呼吸之间，两手心的劳宫穴要自始至终保持相对，使球成圆球状。结束时仍成抱球式。

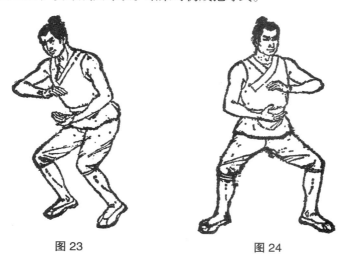

图 23   图 24

第十一式：矮桩内圈手

在图 23 的基础上，左手心向前向左后方划出一半圆，双脚下蹲触地，鼻吸气，将左手从左后方收回怀中横置于中丹田；右手掌心向上向前向右后方划出半圆，由右后方收回怀中横置于中丹田，用鼻呼气，右脚向前右后方同时划半圆收回（如图 25）。意存丹田，双目正视前方，然后左手、左脚同时向左前至左后方划半圆收回，用鼻吸气，意存丹田，右手右脚亦同时向右前右后方划半圆收回，用鼻呼气，意存丹田，做到一步一手（如图 26）。如此各进行 24 次后起立站稳（如图 27）。

第十二式：收功

在图 27 的基础上，左脚向前上半步，双手臂、肘、掌心向下沿胸前各向左右上抬，鼻吸气，抬至头顶时，成一字，双掌心和指尖仍然向下（如图 28）。气吸满后闭气，双手由下向前转掌，掌心向内，右脚上半步与左脚平行并拢，此时营造意境：将宇宙这个大气球之气用双臂强压进体内，鼻吸气，双手掌相

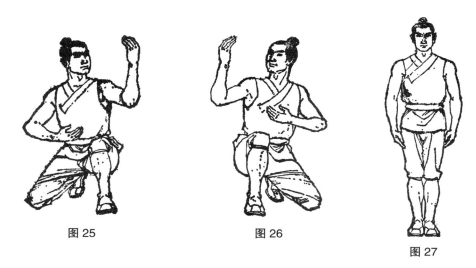

图 25   图 26

图 27

对，口、鼻同时将气纳入体内。在此期间，双手亦将大气球压入体内，吸气完后，闭气，吞气，用意念将气送入丹田，双脚并拢，左手劳宫穴压在丹田上，右手劳宫穴压在左手外劳宫穴上（女性左右手相反），意守丹田 3 分钟左右（如图 29），再离开原位。

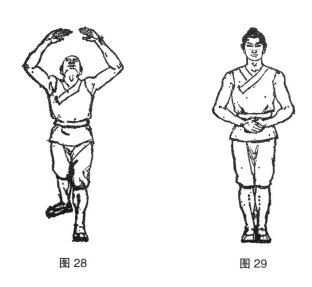

图 28   图 29

第二节　筋健功

练习这个功法时，可以使全身气血流注合度，奇经八脉通畅，从而达到防病治病的目的。特别是对神经衰弱、支气管炎、肺气肿、肝炎、高血压及各种慢性病的疗效尤为显著，治愈者甚多。此功由于动作不复杂，简单易学，不论男女老幼、身体强弱均可习练，也容易自学，没人指导亦照常能够练功，同时没有任何副作用。

练此功时要注意运用意念诱导，按提示的要求营造气氛，做到意、气、形三者自然结合；呼吸采用鼻呼鼻吸，要求努力做到"匀、深、细、长"。

基本姿势和要求如下：

第一式：预备式

面向南方，两脚分开平行站立，与肩同宽；口鼻同时呼出一口气，垂肩，坠肘，全身放松，两手下垂，指尖轻轻挨着两大腿外侧。两眼平视前方，做 3 次深呼吸，具体做法是：先吸后呼，口鼻同时进行（如图 1）。

第二式：浑元桩

在预备式的基础上，两膝微屈，吻唇，合齿，舔腭，双眼微闭内视鼻尖，顺任脉路线想到丹田处，身体不前俯后仰，胸微内含，小腹放松，大臂带动小臂，双肘微曲，双手虎口成圆形，掌心向内、向上抬举至胸前，成环抱树状，两手之间距离 30 厘米，两手离胸部之间约 20 至 25 厘米，手指微微张开，头不低不仰，头顶如一绳悬吊，脚趾微抓地，亮开涌泉穴。

做这种姿势时，营造意境：这时怀中抱着的是一棵大树，头顶辽阔蓝天，脚踏坚实大地，背靠巍峨大山。意境营造好后，用鼻自然呼吸，意守丹田，默数 80 下（如图 2）。

第三式：左右云手桩

在上式的基础上，两腿下蹲成中桩马步。双手如环抱球状，右手在内，左

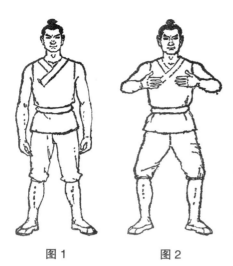

图1　　　　　图2

手在外，双手掌心向胸部，左手心的劳宫穴对准右手的外关穴。右手下、左手上由内至外绕手一圈半时，右手的劳宫穴又正对准左手的外关穴，此时眼看左手指第二节并向左划弧形移动，同时用鼻吸气，将双手心面向胸部，向左上方移动，腰亦向左拧动，左腿伸直，右腿脚尖触地，膝关节打直，随身向左拧动，右手指尖对准左手指的肘关节。当左手掌心移至与左前额相对时闭气，左右双手同时翻掌下压至左髋关节旁，压时以鼻慢慢呼气，将气引至

丹田。此时又成中桩马步（如图3、4、5、6），双手成环抱球状，以右腿为轴，转向原位，左手在内，右手在外，双手掌心面向胸部，右手的劳宫穴对准左手的外关穴。左手下、右手上由内至外绕手一圈半时，左手的劳宫穴正对准右手的外关穴。此时眼观右手指第二节向右划弧形移动，同时用鼻吸气，将双手掌心面向胸部，向右上方移动，腰亦向右移动，右腿伸直，左腿脚尖触地，膝关节打直，随身向右拧动，左手指尖对准右手的肘关节。当右手掌心移至与右前额相对时闭住呼吸，左右双手同时翻掌下压至右髋关节旁，压时以鼻慢慢呼气，

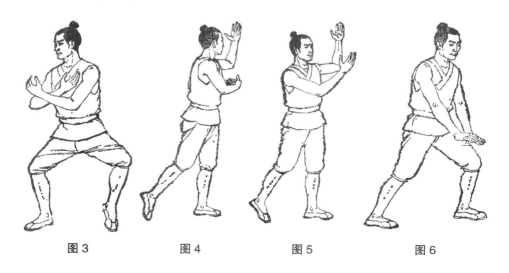

图3　　　　　图4　　　　　图5　　　　　图6

将气引至丹田（如图 7、8、9、10），左右各做 12 次。

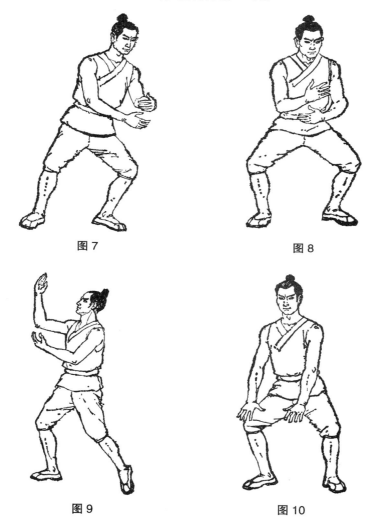

图 7　　　　　　　　　　图 8

图 9　　　　　　　　　　图 10

第四式：马步练气桩

在原桩的基础上，右脚向右移小半步，上身保持正直，手形不变，下蹲成中桩马步，合齿舔腭，两眼开，平视前方，以鼻吸一口气，吸满后两掌外翻，掌心向下按压至内裆前，成低桩马步，同时将气徐徐呼出，并用意念将气引至丹田，双手掌各朝左右方向外旋转上翻，指尖相对，掌心向上慢慢移动，鼻随掌移动慢慢吸气，提肛，当双掌提至两肋前时，再翻掌下压，连续做 14 次。一呼一吸为一次。注意吸气时小腹凹，呼气时小腹凸，意守丹田（如图 11-16）。

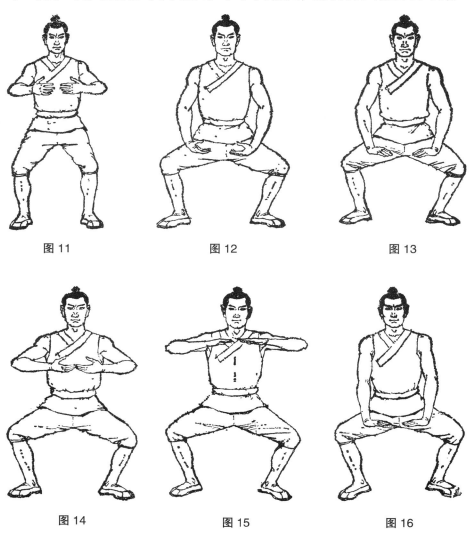

图 11　　　　　　　　图 12　　　　　　　　图 13

图 14　　　　　　　　图 15　　　　　　　　图 16

第五式：左右推磨桩

在四式图 16 的基础上，双手掌由外向内翻，掌心向上指尖相对，双掌再由内向外翻，各向左右分开，双掌心向后推，吸气，身亦随之站立，膝微曲，成环抱树状，置于胸前，呼气，调息片刻后，将双掌下翻成阴掌，双脚向左转半步，左脚弓，右脚箭，左脚掌、趾移向左前方，腰也同时拧动向左前方，双手成阴掌直指左前方，鼻吸气，由左后方向怀内转至胸前移动，左脚跟触地，膝关节伸直，脚掌心向前，脚尖向上，重心落在右脚上，闭住呼吸，意念到双手将重磨推出去倒掌，左脚掌同时落地，呼气，连续做 12 次（如图 17–25）。

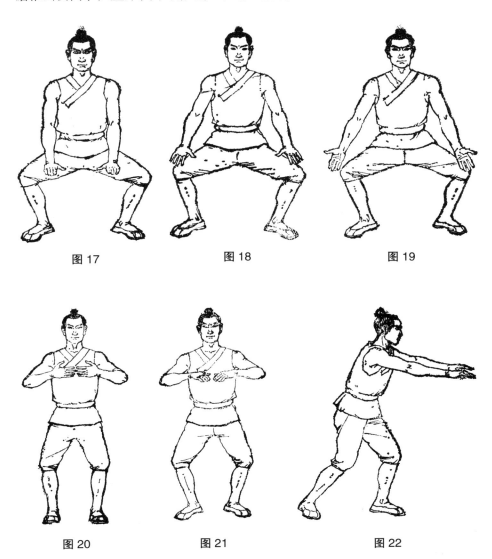

图 17　　　　　　　　　图 18　　　　　　　　　图 19

图 20　　　　　　　　　图 21　　　　　　　　　图 22

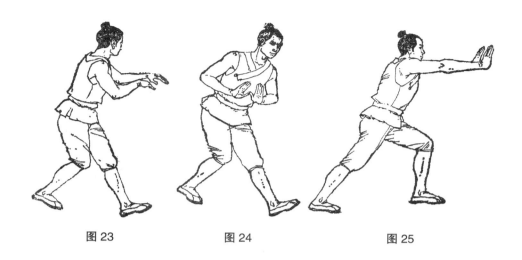

图 23　　　　　　　图 24　　　　　　　图 25

紧接上式倒掌，掌心向下，由左向右移动，鼻吸气，双腿随腰亦向右移动，右腿弓，左腿箭，右脚踏地，脚趾向右前方，双手成阴掌，呼气，掌心手指转向右前方，鼻吸气，由右后方向怀内转至胸前移动，右脚跟触地，右脚掌心向前，脚趾向上，重心落在左脚上，意念到双手将重磨推出去，右脚掌落地，脚趾向前，呼气，连续做 12 次（如图 26–30）。

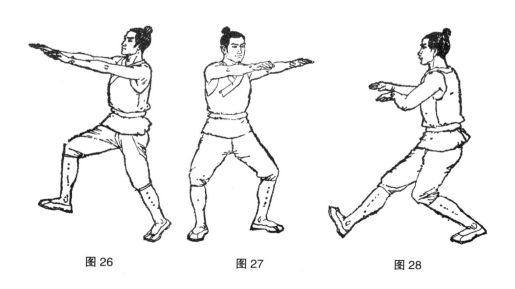

图 26　　　　　　　图 27　　　　　　　图 28

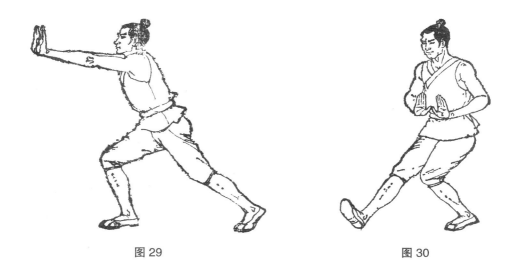

图 29   图 30

第六式：海底捞月托天桩

第五式完后，右脚不动，双手倒掌成阴掌，指尖向前，移至正前方后，掌心向内，双手指尖相对，成环抱球状置于胸前，站成高桩马步。调息片刻（如图 31）。两手由内向外翻，掌心向上，分别向左右移动至两侧，曲肘，吸气，双手掌心向上，身体随之下降至低桩马步，呼气（如图 32）。

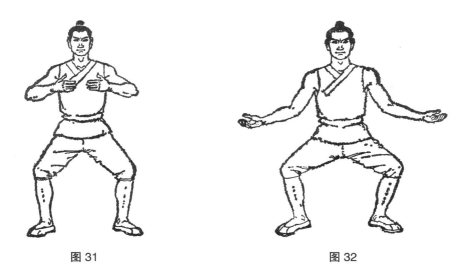

图 31   图 32

　　双腿上伸成中桩马步，双臂亦随之向上，吸气（如图33）。至双腿站直，头后仰，双手掌劳宫穴相对，双手指尖直指高空，闭住呼吸，转掌各由内至外翻（如图34、35）。两手掌心向下从两侧成大雁落地势向下压，呼气（如图36）。营造意境，好像自己将双手插入海底，捞起一轮很重的月亮，捞时吸气，提肛（如图37）。

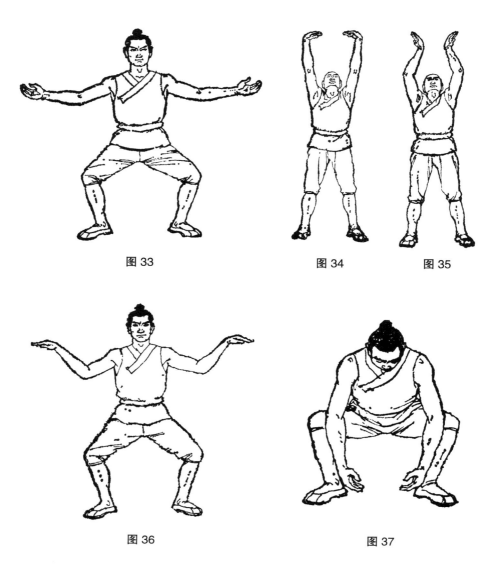

图33　　　　　　　　　　图34　　　　　图35

图36　　　　　　　　　　图37

将重月抱起提至丹田时，气已吸满，闭住呼吸（如图 38）。此时双肘同时夹击两肋的期门、章门穴，发出"嘿"字音（如图 39）。将重月托住，掌心向外向前转，并向上托举（如图 40）。身体也随之向上站直，用内劲的力量将重月推置于高空后，手指相对，掌心向下（如图 41），闭住呼吸，倒掌（如图 42）。用鼻呼气，成大雁落地势（如图 43），从两侧下压至海底，如此反复 7 至 9 次。

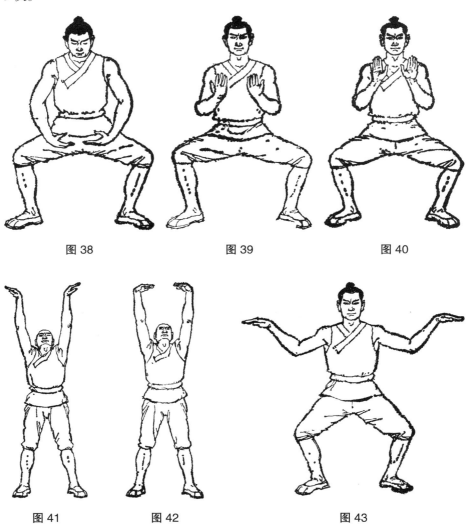

图 38   图 39   图 40

图 41   图 42   图 43

第七式：护肾归元桩

两腿分开下蹲成中桩马步，双手掌心向内成环抱球状，调息片刻（如图44）。

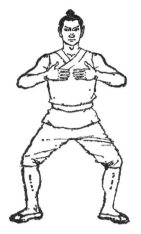

图44

然后成内翻掌，双手掌心各向左右两侧分开，手背相对，鼻进气，向后收揽，好像要把周围之大气全都收进，然后闭住呼吸（如图45、46）。将双手之劳宫穴对准腰际双肾俞穴（如图47），再将双掌心之劳宫穴紧紧围在左右腰眼上（如图48）。用鼻呼气，合齿，舔腭，半闭两眼意守命门穴，静默48拍时间，自然呼吸，两腰眼发热后，再将两手掌顺骶椎至尾闾穴用力摩下，再将两手掌由后

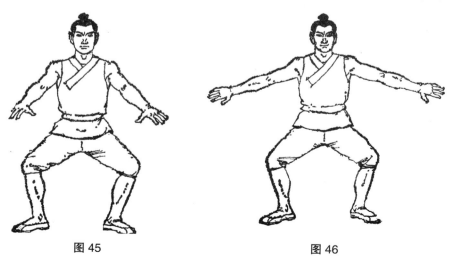

图45   图46

向前移动，掌心向前。

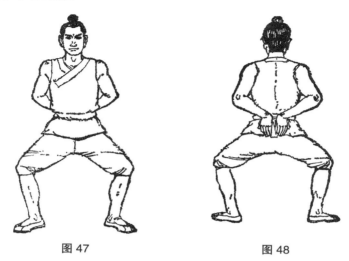

图 47   图 48

第八式：万气归元桩

在第七桩的基础上，两手掌由后向前移动，掌心向前身体站直（如图49），意念以环抱周围之大气球，鼻吸气，将气球压入丹田，随之双腿并拢，右手之劳宫穴紧贴丹田上，左手之劳宫穴叠置于右手的外劳宫穴上（女性相反），呼气，垂帘闭目，意守丹田48拍时间（如图50），待丹田发热后，张目，松手，吞津。全功完成。

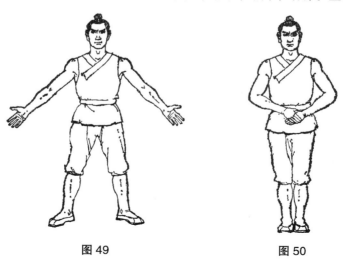

图 49   图 50

第三节　筋拔断

筋拔断是筋经功的基础功之一。其名之意有将筋骨拔断的意思。此功不轻易传人，为一秘功，故又称秘八段。此功适宜于年老、体弱者以及多病的中青年人练习。久练此功能使人骨节灵活，解除疾病，增强体质与力量。它的特点是动作简单、易学。全功均用鼻自然呼吸，做功时要合齿、舔腭、明目，自始至终都要用意念，用力。左右动作各做 24 次，从预备式到收式各默念 48 拍，将意念集中在动作上，收功后口中之津液应缓缓吞下，再往返 3 次拍打全身四肢关节。

第一式：预备式

面向南方直立，双脚并拢，两眼平视，合齿，舔腭，调整呼吸，垂肩坠肘，大臂带动小臂，两手掌心相对从下至上，掌心向内成球状移至两乳际处，如横抱一气球，双手劳宫穴对准两乳际穴，默数 48 拍（如图 1）。

第二式：双手托日月

在前式默数 48 拍满后，双手抱球向上移动，同时用鼻缓缓吸气，头亦向后仰，双手掌举至前额上，双掌心悬空抱球对准面颊时闭气（如图 2）。然后由内向外、向上翻掌，掌心向上（如图 3），将气呼出后自然呼吸。先用双眼视左手

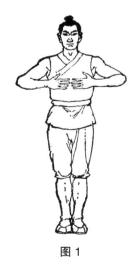 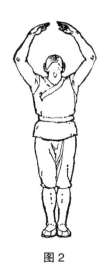 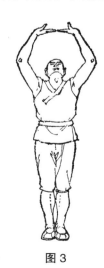

图1　　　　　　　　图2　　　　　　　　图3

背的外劳宫穴，默数 24 拍；再以双眼视右手背的外劳宫穴，默数 24 拍，意念集中在双手的外劳宫穴上，这样做能通阴阳二气；双掌手心向下从左右方向下压（如图 4），成鸟飞式直落两腰际处，双掌由外向内、向上分别翻转，手心向上握拳置于两胯骨上（如图 5），意守两拳心，默数 24 拍。

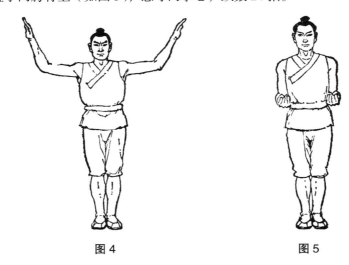

图 4   图 5

第三式：前朱雀式

在图 5 式的基础上，先将左拳变掌，掌心向上，平直前伸（如图 6），双眼看左手掌心，意在掌心，再抓气握拳与左腿成直角收回原处；右手掌亦同样如左手掌样进行（如图 7），各轮流做 24 次，共 48 次；然后将双拳放于原处（如图 5），意守双拳心 24 拍时间。

第四式：左青龙右白虎式

在上式图 5 的基础上，左手掌向左直出，掌心向上，手背与地面平行（如图 8），眼视掌心，意在掌心，抓气握拳归回原处，恢复到图 5 姿势；右手掌也同左手掌一样进行（如图 9），左右轮流各进行 24 次，然后双手恢复到图 5 姿势。

第五式：小转辘辘式

在四式（如图 5）的基础上，左拳开掌向前平出，掌心向上，眼视掌心，

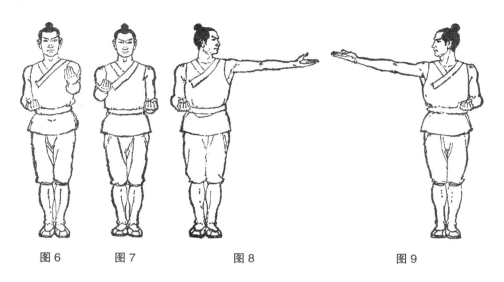

图 6　　　图 7　　　　　图 8　　　　　　　图 9

手背与地面平行（如图 6）；手掌下落与地面垂直时，手掌外翻向下，并向前、左、后方划半圆形，转手内翻（如图 10、11、12、13），用力握拳向内转掌上提，意想着如拔一棵小树，然后握拳放在起式的位置上（如图 5）；右手也如左手一样进行（如图 7、13、14）；各轮流做 24 次，最后双手仍握拳放在起式位置上（如图 5）。

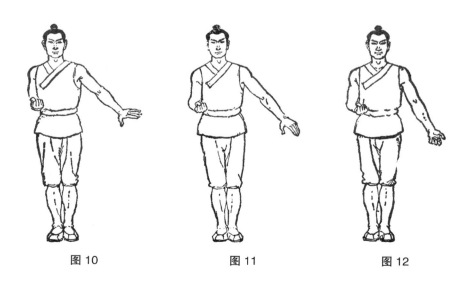

图 10　　　　　　图 11　　　　　　图 12

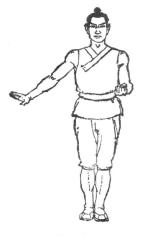

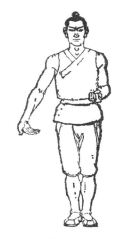

图 13　　　　　　　　　　　　　　图 14

第六式：大转辘辘式

在五式（如图 5）的基础上，静默一分钟，左拳开掌向前平出（如图 6）；再收回，小臂直下，掌尖指向地面（如图 15）；然后手臂成轮状向前环绕一周（360 度），压至左脚尖侧，将手背平行置于地面，掌心向上，指尖向后（如图 16、17）；提臂，手掌与左脚尖成直角时，抓气握拳归还原处（如图 18、5）；意念将阴阳二气抓在手中。右臂照左臂方法同样进行（如图 7、19、20、21、22），各轮流做 24 次。（注意：做此节功时关节不能弯曲。）

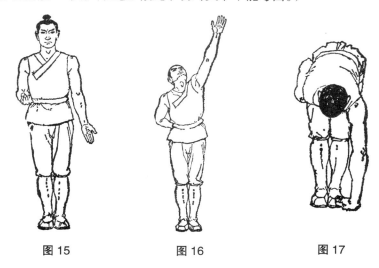

图 15　　　　　　　　图 16　　　　　　　　图 17

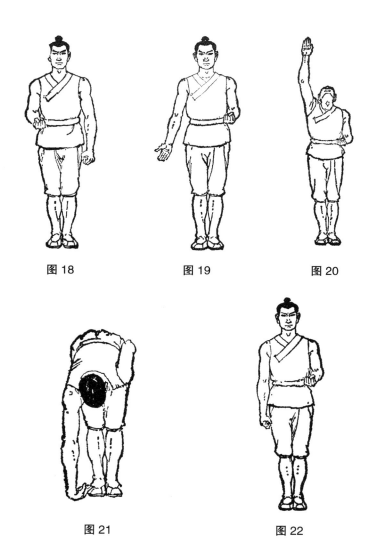

图 18　　　　　　图 19　　　　　　图 20

图 21　　　　　　　图 22

第七式：龙虎相交式

第六式完后，仍旧还于图 5，静默一分钟，松双拳成掌，向前伸，然后两手心向内，指尖相对，在胸前成环抱球状（如图 23）；双手保持抱球状向上移动，头亦后望（如图 24）；此时鼻也随之吸气，当双手抱球举至最上方时，双手指交叉（如图 25），并翻举向上（如图 26），双掌落至头顶后再向上推，至双臂伸直时，鼻呼气。眼观十指的交叉点时，自然呼吸，默数48拍后，再用鼻吸满一口气，松双手从两侧向下缓缓下落（如图27），至身体两侧，双脚平踏地面，将气吐尽，双臂成环抱球状，移动至胸前（如图1）。

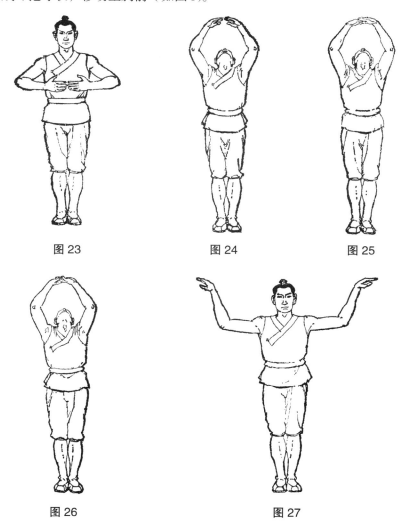

图 23　　　　　　　　图 24　　　　　　　　图 25

图 26　　　　　　　　　　图 27

第八式：马步剑指

七式完后静默一分钟，左脚向左前方跨出半步，右腿膝关节屈，左手掌心向内向左，然后转为掌心向前，成马步剑指；同时右手掌心向内向下再向右上方横过头，亦成剑指，并指向左手剑指。双目集中于左剑指成马步桩（如图

28、29、30），自然呼吸，默数 24 拍之后双手剑指，同时从右向左划半圆至
裆下（如图 31、32），双眼随剑指尖移动，双手剑指由下方至左上方绕半圆过
头顶，右手曲肘将剑指向右上方，左手曲肘，前臂横悬在左侧头顶上指向右
手剑指（如图 33），眼视右手剑指尖，意念也在此，成马步桩，自然呼吸，默
数 24 拍。

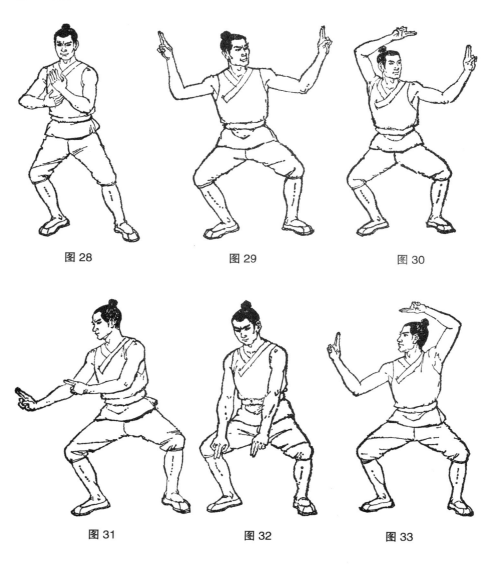

图 28　　　　　　　　图 29　　　　　　　　图 30

图 31　　　　　　　　图 32　　　　　　　　图 33

第九式：托天剑指

在八式图 33 的基础上，左手从前额下横置于胸前，小臂与地面平行，指尖向右，脚掌与身体同时向右转 90 度，右腿弓，左腿箭，脚尖触地（如图 34）；右腿伸直，收左腿抬起脚尖垂直于地面，左手曲肘转掌向左前方竖剑指，右手亦曲肘将小臂横置于前额顶上指向左手剑指（如图 35），双目视左手剑指，意在左手剑指尖，默数 24 拍。

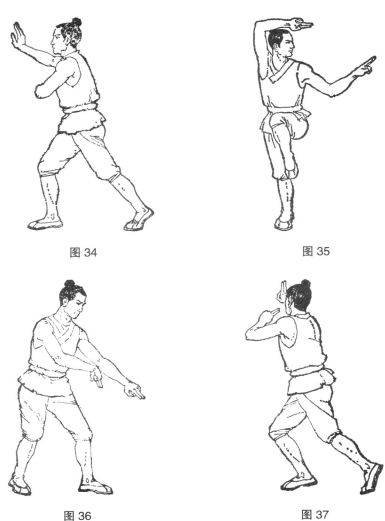

图 34   图 35

图 36   图 37

在图 35 的基础上，双手剑指由左至右，左手指向左下方（如图 36）。双手从左下方绕至右上方（如图 37），再从右上方下，右腿弓，左腿箭；向左半转身，右腿伸直，左腿曲，双手剑指同时从右绕半圆至左（如图 38），提右腿，脚尖垂直地面，膝成 90 度角，右手剑指从右胸际向右伸出，曲肘竖指，左手臂同时亦从右至左上举，平悬于左前额顶，翻掌指向右手剑指（如图 39），意在指尖，自然呼吸默数 24 拍。然后右手指向右下方，左手从面部同时指向右下方（如图 40）。最后将双手缓缓落下，右手之劳宫穴贴压在丹田穴上，左手内劳宫穴贴压

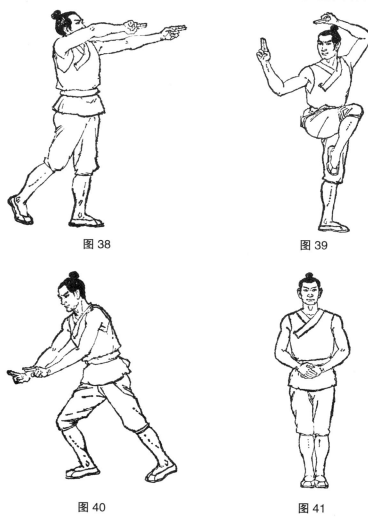

图 38

图 39

图 40

图 41

在右手背上（如图 41），垂帘闭目，默数 48 拍，待丹田发热后明目，撤桥，松齿，松手，将口中的唾液缓缓吞下，方可收功。

第十式：收功

吞津后站在原地，全身放松，用右手掌拍打左臂的肩、肘、腕、指，先拍击阳面，后拍击阴面。拍击阴面用手背，拍击阳面用手掌心，左面拍击完后，再用左手拍击右臂的阴阳两面之部位。双手握拳以拳心拍击双腿下肢，顺腿三阴三阳拍击，特别注意拍关节部位，然后双手握拳用拳背顺足三阳经之路线拍击，由上至下，再由足三阴经由下至上共 3 次，如此进行可使关节灵活不易老化。完后方可离开原位，全功结束。

第四节　五岭功

五岭功系筋经功的主要功法之一。动作简单，易学易做。能打通气道，平秘阴阳，调理气血，强壮筋骨，增强内力；使人精力充沛，气血旺盛，骨节松软，尤其对腰腿疼痛的病人疗效更佳，久练定能达到祛病延年之效。

此功共分十个架式（其中包括预备式、过渡式、收式在内）。过渡式在每一个架式做完后，都必须要做一次，才能再做下一个架式。如预备式完后，接着做一次过渡式，在做完过渡式收功的基础上才开始做舒筋功。当舒筋功的第三个动作"扣膝望月"做完后再做过渡式，如此直到全功的收功完。过渡式在全功中占着极其重要的地位。若不做过渡式，此功只有一半的功效，因此过渡式在此功中是非常重要的。

第一式：预备式

面向南方，两脚平行并拢站立，双膝微屈。先突然呼出一口气，垂肩坠肘，全身放松，两手指尖轻靠大腿两侧，两眼平视前方。口鼻同时做 3 次深呼吸，先吸后呼，务求做到匀、深、细、长（如图 1）。

第二式：过渡式

在预备式的基础上右脚向右平移半步，与肩同宽，吻唇，合齿，舌尖轻舔上齿龈（搭桥），双手掌指尖相对，掌心向上，提至两腰际处（如图2）；双手各向左右平行分开，经两侧上举，同时鼻吸气（如图3）；双手举至头顶，指尖向上直指上空，掌心相对，头亦上望，吸气毕，闭气（如图4）；倒掌，指尖相对，双手掌心向下（如图5）；将双手移至天突穴（如图6）；呼气，双手随吸气向下移动至丹田处停下（如图7）。

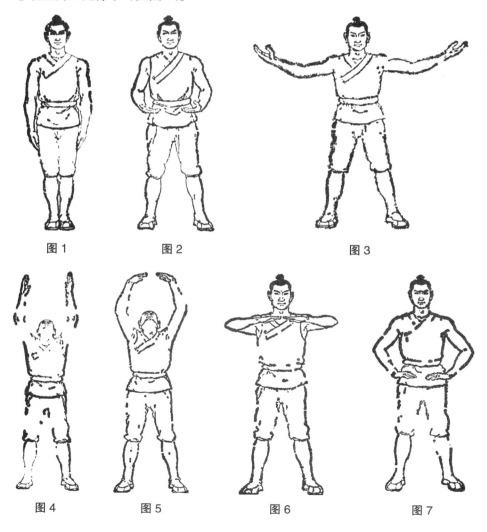

图1　　　　图2　　　　　　图3

图4　　　　图5　　　　图6　　　　图7

第三式：舒筋功

1. 青象吸水式

在图 7 的基础上，双手掌各由外向内转 180 度（如图 8），握拳（如图 9）；双手松拳成掌各由外向内转掌心向前，指尖向上（如图 10），同时，将双掌推出去（如图 11）；双手大拇指与四指撮拢成勾状，向下，自然呼吸，脚踵上提，要求自然，默数 24 拍（如图 12）。

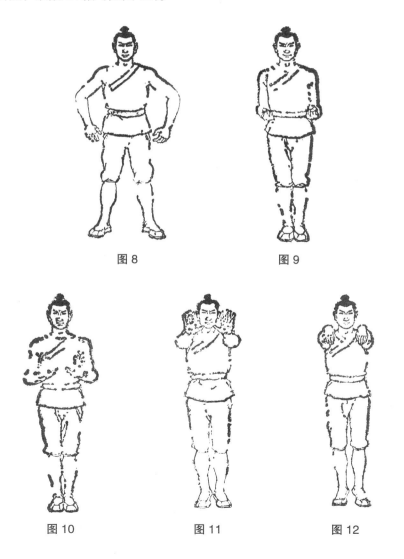

图 8　　　　　　　　　图 9

图 10　　　　　　图 11　　　　　　图 12

2. 触地吸真

在图 12 的基础上，脚跟落地后，双膝伸直，体前屈，双肘不弯，将腕背置于双脚尖两侧（如图 13）；松双手成掌，抱住脚后部昆仑穴（如图 14）；双腿屈膝，双肘置膝前，双膝护在两肋处，手护昆仑，脚踵上提，重心放在脚尖上。面向地面，张口鼻吸地真之气 3 口，一呼一吸（如图 15）。

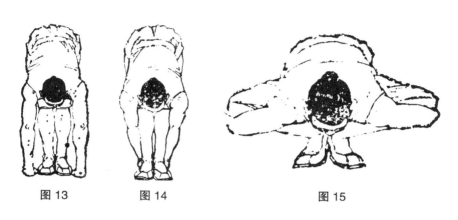

图 13   图 14   图 15

3. 扣膝望月

在图 15 的基础上，双腿伸直，双脚尖相对，成内八字（如图 16）；手掌向外，虎口靠在脚踝部（如图 17）；虎口沿着双腿向上移动，捏住双股的血海穴（如图

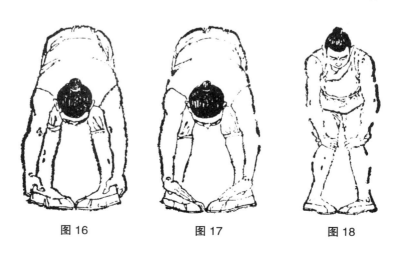

图 16   图 17   图 18

18）；抬头望月，臀部后坐，鼻自然一呼一吸 3 次，默数 24 拍（如图 19）；松开双手双脚，以脚踵为轴，双脚尖各向左右分开，双手掌由外向内转动成抱物状（如图 20）；将物体向上托起（如图 2），在图 2 的基础上做过渡式（如图 3-7）。

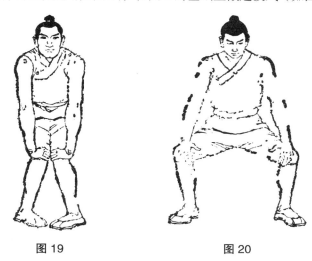

图 19   图 20

第四式：左右万字桩

在过渡式图 7 姿势的基础上，半边向右转，左右手同时向右转翻掌，手心向上，右手在外，左手在内，右腿弓，左腿箭（如图 21）；

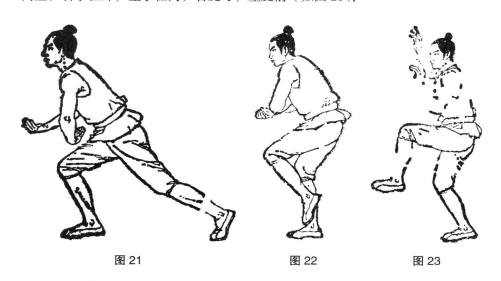

图 21   图 22   图 23

重心在右腿，左腿收回、提起（如图 22、23）；重心放在右腿上抬起左腿，屈膝，左脚掌心向前，脚尖向上；双手成剑指，眼看左手剑指并指向左前方，右手屈肘亦指向左方，气沉丹田，意在左手剑指尖上，默数 24 拍（如图 24）；放下左脚，重心在左脚，双手剑指同时指向左前方（如图 25）；抬起右腿，右脚掌心向前，脚尖向上，左右手成剑指（如图 26）；

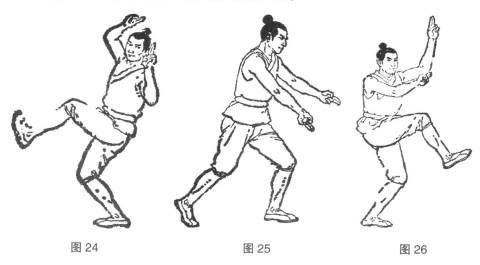

图 24　　　　　　　　图 25　　　　　　　　图 26

屈右肘，指向右前方，左手屈肘成剑指，亦指向右前方，气沉丹田，意在右手剑指，默数 24 拍（如图 27）；放下右脚成马步，双手从右前方绕下（如图

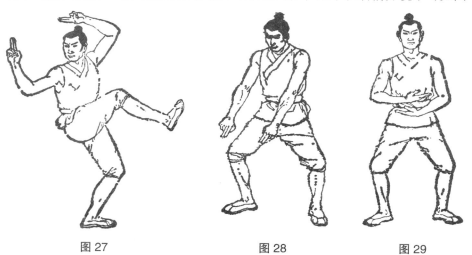

图 27　　　　　　　　图 28　　　　　　　　图 29

28）；成掌右手在上，左手在下（如图29），各向左右分开如过渡式图2。做过渡式（如图3-7）。

第五式：撑天触地桩

在过渡式图7姿势的基础上，半边向右转，双手亦同时向右转动，左手在上，右手在下，掌心相对，右腿弓，左腿箭（如图30）；提起左腿，脚尖向下，重心落在右腿上独立，左手掌向下，右手掌向上（如图31）；

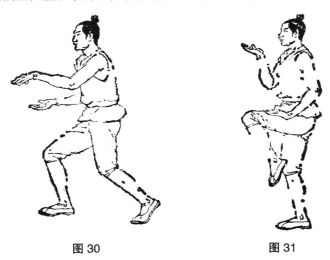

图30　　　　　　　　　　　　图31

左手直撑，掌面与地面平行，右手向上直撑，掌心与天空平行，头亦上望，气沉丹田，默数24拍（如图32）；左手翻掌，右手亦翻掌，掌心相对落下（如图33）；左脚落地后，半边向左转，双手亦同时向左转动，重心落于左脚，右手上，左手下，右腿上提（如图34）；右手掌心向上直撑，左手向下与地面平行，头亦上望，气沉丹田，默数24拍（如图35）；右手右脚落地后，左手上，右手下，左右手同时翻掌，掌心相对下落（如图36）；上左脚与右脚平行成高桩马步，左手掌下，右手掌微向上转，两手心相对成抱球状（如图37）；双腿伸直，双手掌由下向上外翻，指尖相对如过渡式图2。做过渡式（如图3-7）。

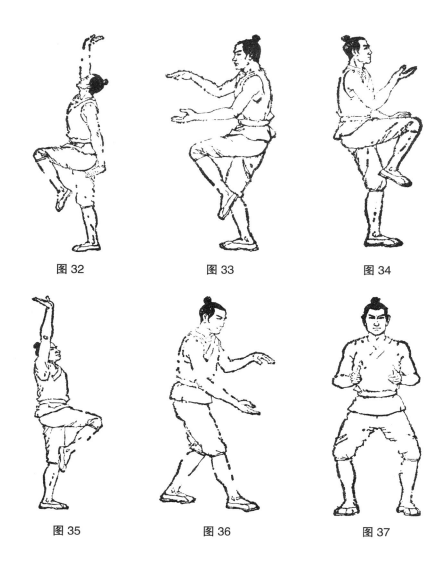

图 32   图 33   图 34

图 35   图 36   图 37

第六式：虎坐亮爪桩

做完过渡式在图 7 姿势的基础上，右腿向右平移 15 厘米距离，鼻吸气，双手同时上提，臀部亦同时下坐，成中桩马步，当双手提至额前两侧时，翻掌向前（如图 38）；双掌抚抱后颈（如图 39）；抱定后，双掌向外转动，各朝左右方向五指分开，微屈，推出，呼气，肘关节微屈，气沉丹田，意守丹田 24 拍（如图 40）；双腿打直，双手亦各从左右下压，并收回脐间横放（如图 7），再翻掌向上（如图 2）。做过渡式（如图 3-7）。

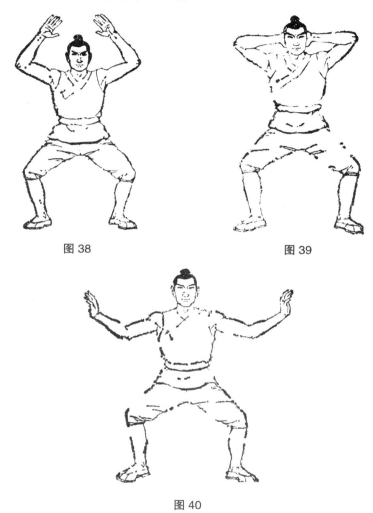

图 38　　　　　　　　　　　　图 39

图 40

第七式：燕子啄泥桩

做完过渡式在图 7 姿势的基础上，右脚向右平移 15 厘米，屈双膝，双手掌下压直护膝上成低桩马步（如图 41）；双手从裆下向后插，各绕过左右小腿，双手卡住脚一窝风穴处，面部向地面，一呼一吸 3 口气（如图 42、43）；松开双手从后向前掌心向上如托物（如图 44）；向上托起物体（如图 45）；捧过头顶（如

图46）；沿着面部直下至脐间横放（如图7）；再翻掌向上（如图2）。

接做过渡式（如图3-7）。

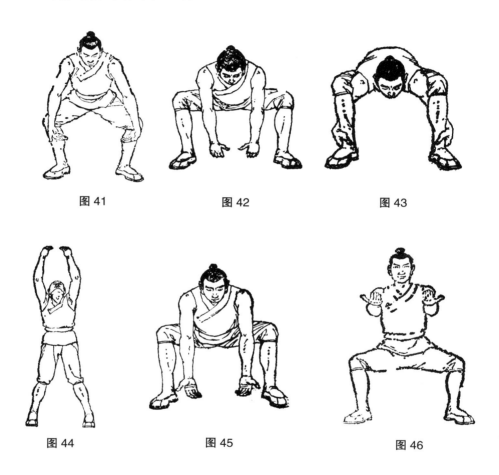

图41　　　　　　　图42　　　　　　　图43

图44　　　　　　　图45　　　　　　　图46

第八式：收式

做完过渡式后，在图7姿势的基础上左手劳宫穴贴住丹田穴，右手劳宫穴紧贴在左手的外劳宫穴上（如图47），意守丹田24拍。初练时等候丹田发热后，再松双手，吞津，撤桥，全功完。

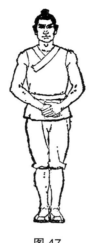

图 47

第五节　阴阳升降开合功

　　阴阳学说是内炼理论的基础之一。什么叫阴阳？阴阳乃是统概天地、万物的一个综合概念，它们是对立的统一。《素问·阴阳应象大论》对阴阳做了这样的表述："阴阳者，天地之道也，万物之纲纪，变化之父母，生杀之本始，神明之府也。治病必求于本。"这段话对阴阳在天地运动、万物生长变化、人的健康疾病、生老病死中的重要作用，做了充分肯定。《素问·四气调神大论》则对此做了进一步阐述，明确指出："故阴阳四时者万物之始终也，死生之本也，逆之则灾害生，从之则苛疾不起，是谓得道。"《素问·阴阳应象大论》说："阴胜则阳病，阳胜则阴病。阳胜则热，阴胜则寒。"

　　对于这个"死生之本"的阴阳，我们如果违背了它的规律，"则灾害生"；顺从它的规律，"则苛疾不起"，连病都不生了。一切病机的根本点都在于整体的阴阳是否调和，所以，遵从阴阳的规律，使人体的阴阳在不断的运动和变化中保持平衡与协调，实为养生防病治病的一大要旨。

　　首先要掌握阴阳的运动变化特性，平秘阴阳。经云："积阳为天，积阴为地。"天地产生以前，太虚混沌，一派茵蕴，此时处于阴阳不分的混沌状态，亦即道家所言之无极。无极生太极之后，太极又生两仪，是以天地划分，乾坤判位，阳气渐生，阴气渐降。同时，随着阳升阴降的不断运动，最终达到上述的"积阳为天，积阴为地"状态。达到这一状态还不够，因为此时仅有天地，尚无万物，要产生万物及生命，必须通过一个化育过程。在这个化育过程中，天地交合，乾坤交媾，便是这种"化育"的条件，促成阳气下降，阴气上升，并通过这种阴升阳降的阴阳交合，才导致生命及万物的化生。因此，阴升阳降的阴阳运动，就成了产生生命及维持正常生命活动的根本要素。如果这种阴升阳降的运动遭到了破坏，便会出现疾病丛生以致生命结束的恶果。所以，谈养生、防病治病都不外乎追求这个"本"，即保持阴阳的平衡或使失去平衡的阴阳重新得到平衡。

再则，人乃万物之灵，他是与天地相通相应的。《素问·生气通天论》对此这样说："夫自古通天者生之本，本于阴阳。天地之间，六合之内，其气酬九窍、五脏十二节，皆通于天气……故圣人专精神，服天气，而通神明，失之则内闭九窍，外壅肌肉，卫气散解，此谓自伤，气之削也。"这段话把人与天地的密切关系讲述得十分明白：顺之则昌，逆之则亡。

综上所述，从道家养生观点看来，维持人的生命活动所必需的根本条件不外乎两个：其一，为阴升阳降的阴阳媾和，这是物质化生的重要保证，是生命的产生和维持不可或缺的物质；其二，保持人和天气、自然的相通。前者讲气之升降，后者则赖气之出入。总之，气之升降出入实为生命活动的基本形式，故《素问·六微旨大论》云："出入废则神机化灭，升降息则气孤危，故非出入，则无以长生壮老已；非升降则无以生长化收藏。是以升降出入无器不有。"

有鉴于此，笔者的"阴阳升降开合功"之功法，正是通过调节人体的阴气阳气的升降出入来达到养生益寿、防病治病的目的。上面所讲的正是这套功法的机理。

第一式：预备式

面向南方直立，右脚向右平移半步，双脚与肩同宽（如图 1），同时空放一口气，慢慢吐尽，然后一吸一呼 3 次，口鼻同时进行。此时，全身放松，垂肩、坠肘，吻唇，合齿，双目垂帘内视，从鼻尖开始沿任脉的路线向下默想，一直想到丹田，停1分钟。

然后，双手在腰际作抱球状（如图2），向上抬起，直至两肋处，同时在意念上营造意境，心里默想：我现在双手怀抱的是一棵大树，我的头上顶着湛蓝的天，脚下踏着坚实的地，背后靠着葱郁的山。在这种意念环境里，守丹田5分钟（如图3）。

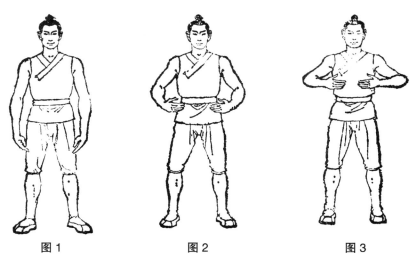

图1　　　　　　　　图2　　　　　　　　图3

第二式：升阴降阳桩

从第一式图3的姿势开始。用鼻足足地吸一口气，闭气，左右手掌同时由内向上翻掌，直到两手手心向上，各向左右方向分开，同时鼻呼气（如图4）。双手成莲花掌，向上移动，鼻同时吸气，头随着手的移动向上望，眼微闭，其意欲将太空之气从双手劳宫穴以及鼻腔纳入体内。

气吸完之后，双手已举至头顶，掌心相对而不合，闭气，双手由内至外各向左右翻掌（如图5）。双手掌心向下按压，成大雁落地姿势，鼻呼气，双腿膝关节同时弯曲（如图6）；双手向下压动直到指尖垂直于两侧，虎口向前，屈肘，成抱球状，同时鼻吸气，双手由下向上移动至腰际，与预备式站桩相同，鼻吸气，翻掌，闭气，双手由内向上直到手心向上，各向左右分开，鼻呼气（如图4）。

按以上所述步骤顺序，反复做7次，最后回到图3的姿势上，调息1分钟，结束。

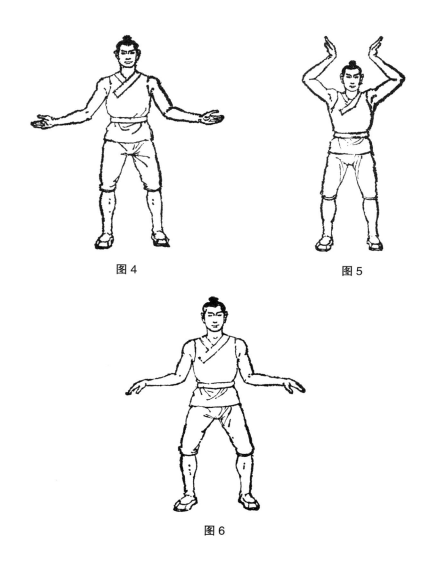

图 4

图 5

图 6

第三式：左右云手桩

从第一式的图 3 开始。调息 1 分钟，用鼻足足地吸一口气，吐完后闭气，翻左手，掌心向上，眼看食指、中指、无名指和小指的第二指节的横纹线，意在第二节；左手向左上方移动，腰和颈也随左手向左后方转动；鼻同时吸气，双脚分开站立，保持不动；当左手向左后方移动时，右手掌心同时向右下后方拨动（如图 7）。

呼气，同时右手转掌向左，由右下方移至左下方时，掌心向内向上，眼看右手食指、中指、无名指和小指的第二节横纹线，意在第二节；右手向右上后方移动，腰和颈也随右手向右后方转动（如图8）；鼻吸气，当右手向右后方移动时，左手掌心同时向左下后方拨动。按以上所述各步骤顺序，反复做12次，最后回到图3的姿势上，调息1分钟。

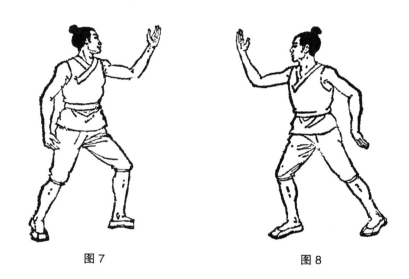

图7　　　　　　　　　　　　　　　图8

第四式：阴阳调气掌

从第一式的图3开始。左手由内向左翻掌，掌心向上，吸气时，眼看左手劳宫穴，意也在此；右手同时由内向下翻掌，掌心向下（如图9）；鼻呼气，右手掌由内向右翻掌，掌心向上，眼看右手劳宫穴，意也在此；左手亦同时由内向下翻掌，掌心向下（如图10）；连续向左吸气，右呼气，如此反复做12次之后，仍然回到图3的姿势调息，闭目，意守双手劳宫穴1分钟；右手掌由内向右翻掌，同时吸气，掌心向上，眼看右手劳宫穴，意亦在此；左手同时由内向下翻掌，至掌心向下（如图10）；呼气，左手由内向左翻掌，掌心向上，眼看左手劳宫穴，意也在此；右手同时向左下翻掌，至掌心向下（如图9）。

按以上所述各步骤顺序，反复做12次，最后回到图3的姿势上，调息，闭目，意守劳宫穴1分钟。

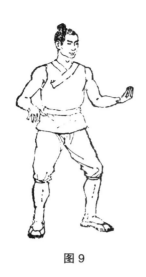
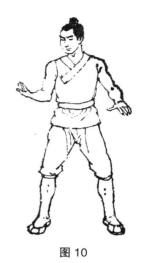

图9   图10

第五式：阴阳开合桩

从第一式的图3开始。用鼻足足地吸一口气，闭气，双手向内下翻，掌心向下，同时向下压动；呼气，双手至双腿左右两侧，指尖向下，再同时向后推动，如推墙状，意念在两手掌上，好像要将后面的墙推倒，此时气也呼完（如图11）。

在此动作基础上，双手向上同时提起，吸气，意念将地真之气从双手劳宫穴顺手三阴纳入体内，双手提至两胸前成平行（如图12）；双手手背相对，自然地由内各向左右方向同时分开，推至两侧成一字形（如图13）；气吸满之后，闭气，双手掌由下向内翻，转掌心向前（如图14）；当两掌心相对时呼气，同时意念在胸前约20厘米处；双手掌同时由内向下翻，呼气，并向下压动至腿的两侧，意在双脚掌上，双手向后如推墙状（如图11）

在此基础上，双手同时向上，吸气，意念将地真之气从双手劳宫穴顺手三阴纳入体内（如图12，13，14），当两掌心相对时呼气。

按以上所述各步骤顺序，反复做7次或9次，最后回到图3的姿势上。

第六式：捧气归海

从第一式的图3开始。用鼻足足地吸一口气，闭气，双手向内下翻，掌心向下压动，呼气，至双腿左右两侧，指尖向下后再同时向后推动，如推墙状，意念在两手掌上，好像要将后面的墙推倒，此时气亦呼完（如图11）。注意：动

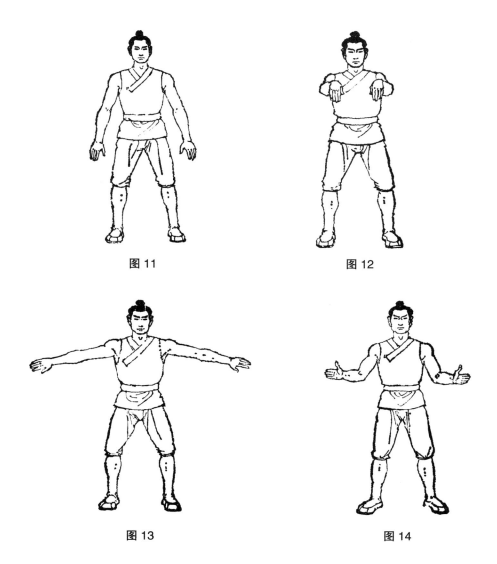

图 11

图 12

图 13

图 14

作随气的长短进行,气长动作快,气短动作慢。闭气,双手由后向前转掌,翻掌(如图15);双手捧气,意在两手掌心,吸气,两手并同时由下向上移动,捧气至头顶,双手掌心向下,指尖对,气吸足后闭气(如图16);双手同时移动下压,呼气,意念将真气从头顶压入体内气海处,两手至双腿左右两侧,当指尖向下后,再同时向后推动,如推墙状。双手捧气向上移动,吸气。

按以上所述各步骤次序,反复做7次,最后回到图3的姿势上,默守1分钟。

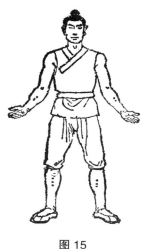

图 15

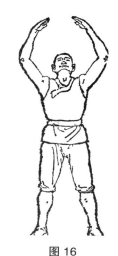

图 16

第七式：万气归元桩

从第一式图 3 的姿势开始。双手掌将怀中所抱的气压入气海丹田；左手掌之劳宫穴紧贴着气海关元穴上；右手掌之劳宫穴重叠地贴在左手掌的四扑穴上（注意：女性相反，右手在下，左手在上）。意守 3 分钟，等待丹田发热后，睁目，撤桥，将口中之津液徐徐吞下，用意念送入丹田（如图 17）；将左右手的大拇指，各横掐右左手食指手指甲根部的商阳穴上，垂于两侧（如图 18），休息 1 分钟，然后离开原来的位置。全功完毕。

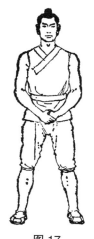

图 17

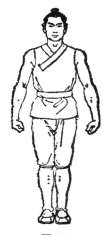

图 18

注意：练此功时，吸满一口气后要闭气，闭气时转掌，再与动作配合呼气；吐完一口气后仍要闭气，闭气时转掌再与动作配合吸气。

第六节　筋经十四式

筋经十四式是筋经功重要功法之一。它受"内壮神勇""外壮神勇"的启发，注重内外兼修。全功共有十四个式子，故名筋经十四式。它有一个特点，无论做完十四式的哪个式子，都要做一次过渡式，然后才能接着做下面的动作。换句话说，十四式的每个式子都是在过渡式的基础上进行的。

为此，我在介绍十四式的具体动作之前，首先要介绍过渡式。

过渡式：

过渡式在筋经功中占有极重要的位置，不做过渡式，此功只能达到一半功效，所以练功者不要怕麻烦，务必按要求去做。

1. 以上一个式子的最后动作为基础，两掌同时外翻，掌心向上，朝上提至两胯前；然后两掌向左右分开，两腿也同时向左右横跨半步，宽度与肩同，再睁开眼睛，但仍然合齿、舔腭（如图1）。

2. 两眼平视，用鼻吸气，两手经左右两侧上举，掌心向上（如图2、3）。

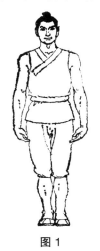

图1

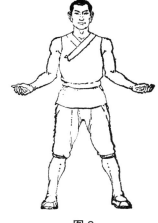

图2

3. 举过头顶掌心相对（如图4）。

4. 微曲双肘，将手腕倒下，闭气，真照头额顶（如图5）。

5. 将两手下压至天突穴，指尖相对，掌心向下，呼气（如图6）。

6. 双手移压至髂骨下（如图7）。

过渡式各个式子对内气运行和呼吸都是有要求的。图1时吸气，将气从双后腿外侧沿着脚三阳经至尾闾穴集中成一股气流，再沿着脊柱两侧向上升至双肩夹脊关，就到了图2的动作；图3、4的动作要求内气沿着三阳经达到双手外劳宫穴，

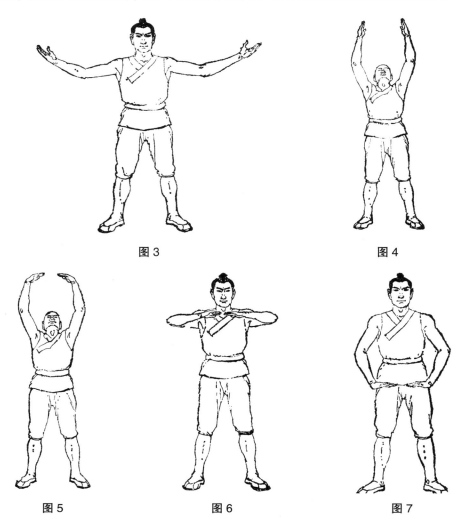

图3   图4

图5   图6   图7

此时闭气；图 6 的双手移动至天突穴时才呼气；图 6 将气从天突穴用意念引入膻中，至丹田分两腿内侧沿三阴经直至双脚涌泉穴，如此循环进行。图 5、6、7 是用意念将气从中丹田压往下丹田。当气穿过涌泉穴时，在图 7 的基础上双掌向外翻。

虽然每个式子做完以后都要做过渡式，但有的要把过渡式的 6 个动作都做完，有的却只做大部分，所以为了便于学习，凡每式做完，需做过渡式的地方，我们只用过渡式图 1–7 代表该图的动作，至于具体动作不再赘述。

第一式：预备式

面向南方，两脚自然并拢，全身自然放松，头顶上如有一根绳子系着向上提；突然空发一口气，将体内的浊气吐尽，然后口鼻同时一吸一呼 3 次；双目微闭，吻唇，合齿，舌尖轻舔上齿龈；双肘曲垂于体侧，双手指尖触于两大腿外侧微曲；用鼻自然呼气，意存丹田，默数 48 拍（如图 1）。

预备式做完后做过渡式（如图 1–7）。

第二式：韦陀献杵式

在做完过渡式图 7 的基础上，双手掌由下向内翻，并向上提气（如图 8）；将两手同时向上提，提至胸前，气与动作并行，右手掌竖直，掌心向左，左掌心向上横放在右手掌根下，右手掌根部垂直于左掌的内劳宫穴。两掌距离胸各约 10 厘米（如图 9）；鼻吸鼻呼，要求匀、深、细、长，意存丹田，默念 48 拍后，

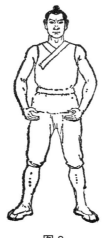

图 8

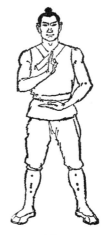

图 9

双手翻掌下压（如图 7）。

做过渡式（如图 1-7）。

第三式：二郎担山式

在做完过渡式图 7 的基础上，双手掌心由内翻向上提至胸前，平行移至左右各方成一字（如图 10）；将气存丹田，默数 48 拍后在图 2 的基础上做过渡式（如图 1-7）。

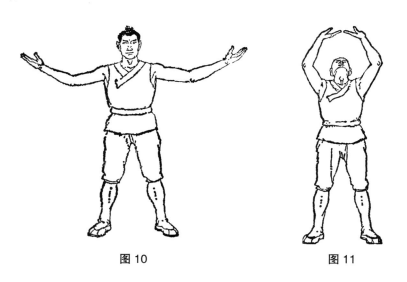

图 10　　　　　　　　　　图 11

第四式：双手托日月式

在做完过渡式图 7 的基础上，两掌内翻向上，吸气，提至胸前，双掌指尖相对，由内向下向外同时翻掌，掌心向上指尖相对，如推举重物，头亦上望，双手托住重物，呼气（如图 11）；意守重物，鼻呼鼻吸共 48 拍后，双手各从左右倒掌下移（如图 1），并在图 1 的基础上做过渡式（如图 2-7）。

第五式：摘星换斗式

在过渡式图 7 的基础上，双手掌内翻，右手向右前上方举起，吸气，眼观右手，掌过头顶，右手经左侧向后向右用掌背贴在右夹脊穴上（如图 12、13）；

此时双脚踵提起，脚尖触地，意念将天空中的星星抓住，同时左右手握拳，闭气（如图14）；呼气，将双手放下，与腰相齐（如图15）；左手亦向左前上方举起，吸气，眼观左手，掌过头顶，接着做与右手一样的连续动作。左右轮流进行各12次将手放下（如图1）。在图1的基础上做过渡式（如图2-7）。

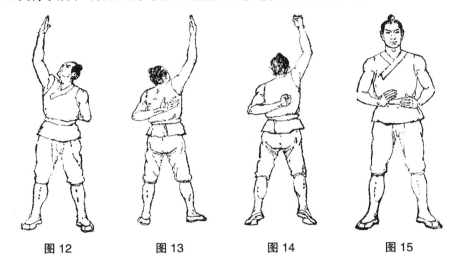

图12　　　　　图13　　　　　图14　　　　　图15

第六式：倒拽九牛尾式

在过渡式图7的基础上，双手握空拳，半边向左移，左腿弓，右腿箭，左右手各用拇指分别掐在左右手指甲根部的商阳穴上（如图16）；缓缓曲双肘，拳眼向上，右手拳眼举至与双眼平行相对；左手靠近左腿根部，离环跳穴约15厘米处，站稳后用鼻吸气，同时左腿随气缓缓打直；左手与躯干慢慢向后移动，右腿膝关节自然弯曲（如图17）；呼气时左腿膝关节向前曲成马步，右手与躯干同时向前移动，右腿打直成箭步，右脚尖触地，眼观右手拳眼，意在丹田（如图18）；一吸一呼来回6次后，半边向右转，将左手拳眼举至与双眼平行相对时，右腿弓，左腿箭，与右边动作相同，方向相反，一吸一呼来回6次。收回右腿与左腿平行站立，左手亦收回落下成图7式后，做过渡式（如图2-7）。

第七式：力士推山式

在过渡式图7的基础上，两手掌向后（如图19）；再转向前；吸气，两手提至两肋尖时握拳，闭气1秒钟，松拳成掌（如图20）。翻双掌由内至外竖掌，指尖向上掌心向前（如图 21）；推出，同时呼气，意念想着要将山推开一样，直到两手与肩平行时（如图 22），再吸气，将双手收回。如此来回进行 9 次，将双手放下（如图 7）。

做过渡式（如图 2-7）。

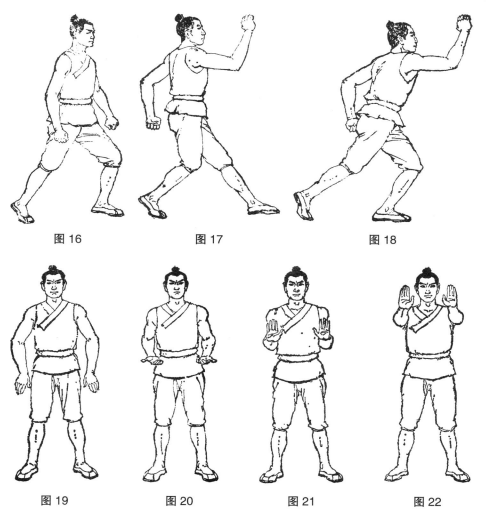

图 16   图 17   图 18

图 19   图 20   图 21   图 22

第八式：九鬼拔马刀式

在过渡式图 7 的基础上，双手曲肘向上提至两肋，鼻吸气，右手掌由内向外翻，掌心向上沿胸部经面部再绕过右耳后部，将手移至大椎穴约 5 厘米处握拳，闭气，拳心对准大椎穴；与此同时，左手掌心向上向左后移动，移至右肺俞穴约5厘米处，握拳闭气，拳心向后（如图23、24）；头半面向左转，双目斜视左肩，此时好像用右手紧握刀柄，左手紧捏刀鞘；右手用力向上拔刀，左手用力向下扯鞘，同时进行9次（如图25）；拔完9次后，再缓缓呼气，松拳为掌，归还原式（如图7）；再向右，动作相反，左手在上握刀把，右手在下捏刀鞘，如此反复进行9次，松拳为掌，归还原式（如图7）。

在图7的基础上做过渡式（如图2-7）。

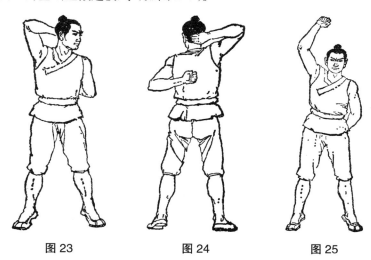

图23　　　　　　　　图24　　　　　　　　图25

第九式：抓气归源式

在过渡式图7的基础上，双手由内向外转动，手心向上吸满一口气，双手半握拳，置于腰际间（如图26）；松右拳为掌，由右向左翻转掌心向下，伸向左前方，意念用力推出，边推边呼气（如图27）；当气呼尽后，右手成爪掌，意念用力将气抓回，经手三阴经收回丹田，握拳放在腰际，抓回时吸气（如图28）；然后再将左手从右前方推出，与右手动作相同，相互轮流进行，左右各24次，完后松拳为掌成图7。在图7的基础上做过渡式（如图2-7）。

第十式：三盘落地式

在过渡式图7的基础上，双手掌向上提过头顶，成内八字，掌心向前（如

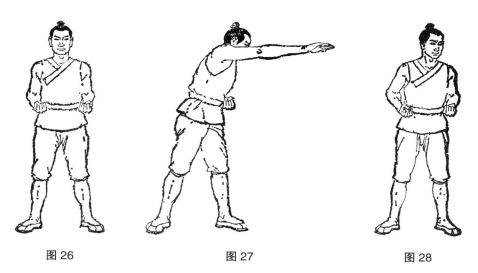

图 26　　　　　　图 27　　　　　　图 28

图 29）；翻掌各向左右下压至胯根部，两腿微曲成小八字，下蹲，脚尖触地，腰背伸直，意在丹田，力在双拳双脚，用鼻一呼一吸，默念 24–36 拍（如图 30）；将双脚平放踩地，双手成海底捞月式向上提动：将腿伸直双手成抱球状护住丹田（如图 31）；双掌同时向内掌心向下成图 7，做过渡式（如图 2–6）。

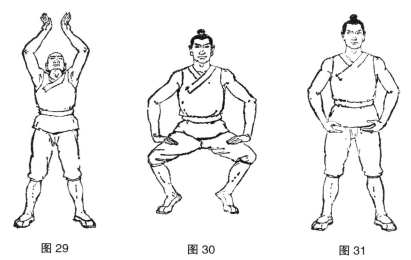

图 29　　　　　　图 30　　　　　　图 31

第十一式：饿虎扑食武

在过渡式图 7 的基础上，半边向右转成弓箭步，右腿弓，左腿箭，双手掌心平行向下，指尖向前（如图32）；双手指尖触地，重心落在右脚上；吸气，身躯亦同时向后移动，右膝关节曲约80度，左膝关节曲约90度，左脚尖触地，重心落在左足尖上，双手指尖不能离开地面（如图33）；呼气时身躯向前移动，归回到吸气时的动作，意念集中在要捕获前面的食物上（如图34）；一伸一缩，一呼一吸，如此进行12次后，再原地由右向左转动成左弓右箭步，按右边的动作做完12次后，双腿伸直平行站立，调息1分钟（如图35）；双手掌由内向外翻平行分开（如图2）。

做过渡式（如图2-6）。

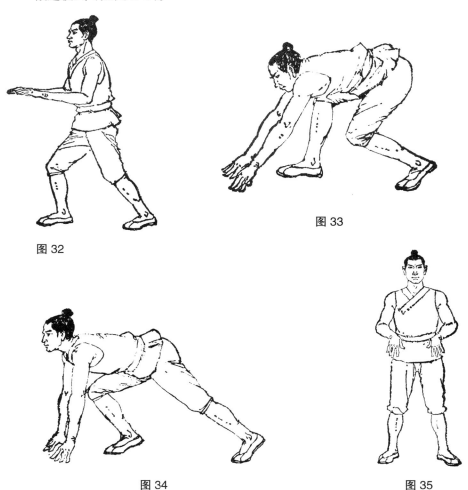

图32

图33

图34

图35

第十二式：双手抱昆仑式

在过渡式图 2 的基础上，双手掌由内向外翻，拇指向前，掌心向上，移至左右两侧同时环绕上举，曲双肘（如图 36）；将双手的劳宫穴紧贴压在两耳上，双手十指抱住玉枕及双风池穴上，吸气，两手中指微微接触，双腿直立（如图 37）；用胸部向前曲压双膝，面向地面，自然呼吸 24 口气（如图 38）；松双手，从胸前两侧下压后，双腿直立，双手掌内翻各向左右分开成图 1。

做过渡式（如图 2-7）。

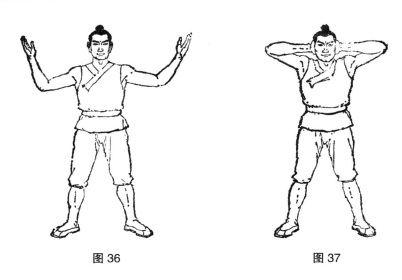

图 36   图 37

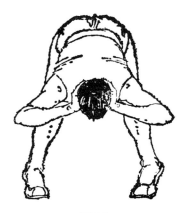

图 38

第十三式：掉尾式

在过渡式图 7 的基础上，两膝关节直伸，双足成内八字，双手掌心向前环抱，手心向下，上体前倾成体前屈，两足踵离地提起，脚尖触地，双手指交叉下压，头部向上做望月式，自然呼吸，意存丹田，默念 24 拍（如图 39）；完后撒手，身躯直立，双足平放，双掌内翻各从左右分开（如图 1）。

做过渡式（如图 2-7）。

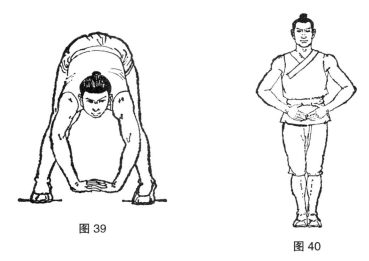

图 39

图 40

第十四式：抱气归海

在过渡式图 7 的基础上，双手掌由内向上翻，平行分开，各从左右方向绕回置胸前，同时双脚并拢，如抱一大气球下压入丹田，双手压贴在丹田上，意在球上。微闭双目，意守丹田 24 拍，待丹田发热后松齿，撒桥，开眼，吞津（如图 40）；然后拍打前胸、后背各 3 次，再从上至下从左至右拍打四肢各 2 次，全功完。

第七节　动功要领及注意事项

筋经功动功的要领着重讲三点：

第一，动静结合。

我们在第三章静功篇中也讲到了这个问题。静功要动静结合，静中有动。"动"包括两种：即气息的运动和肢体的运动。前者属于"内功"，后者属于"外动"。"静"同样也包括两种：即精神的静和肢体的静。前者属于"内静"，后者属于"外静"。静功要追求的就是"外静内动"，这是一种练功过程中产生的特殊运动形式。

同样，动功虽然肢体处于运动状态，但这种"外动"必须在意念主导下在全身放松的情况下进行。这是它与一般体育锻炼的不同之处，它要求精神内敛，意念诱导，意气相依，呼吸相随，内外结合，它是一种重用意不重用力的运动。实际上，动功追求的仍然是"动中求静，外动内静"。就这点说，它和静功属同一范畴，都离不开调身、调心、调息三个环节的结合。

正因为这样，我们主张把静功和动功有机地结合起来锻炼。一个练"内"，对人体内部进行锻炼；一个练"外"，对人体外部进行锻炼，这样就互相补充，相得益彰了。这就是人们常说的："内炼一口气，外炼筋骨皮。"

第二，动作要与意识、呼吸相结合。

筋经功动功与一般体操、运动的不同，就在于它除了肢体各部分、各关节的运动外，还要配合呼吸，而且尤要强调的是意识导引下的运动和呼吸。在动功的锻炼过程中，意识不仅要指挥动作和呼吸，而且还要引导和促进内气的运行。古人云："导气令和，引体令柔。"就是对意识主导作用的注释。所以，练习动功的时候要静下来，以便意念集中，同时按各个动作对"用意"的要求，专心致志，经久练习，就能意动身随，使意识与动作密切配合了。当然，同静功一样，意念也不要太浓，也要强调顺乎自然。

同时，也要注意呼吸与动作的配合协调，该呼则呼，该吸则吸，长短快慢与动作幅度的大小密切结合，努力做到自然、匀畅、柔和。

第三，动作要求。

在动作上注意虚实与刚柔结合，重心稳定，上下相随，周身协调。动功随着一个姿势与另一姿势的连接变化，身法和手法也相应变化，或者是由虚到实，或者是由实到虚；或者由刚转柔，或者由柔变刚……这种变化，过渡要做得分明，同时又不能截然分开，要前后相连，上下肢相随，全身协调，重心稳定。即动作的变化圆活连贯，步伐的进退、身体的旋转等等都要密切配合，组成一个有机的协调的整体。

初学筋经功动功的注意事项：

1. 练功时间。根据动属阳、静属阴，动功的练习宜在阳时内进行。春夏宜养阳，秋冬宜养阴。每天动功锻炼的最佳时间为"寅卯辰巳"四个时辰。《素问·生气通天论》说："故阳气者，一日而主外，平旦人气生，日中阳气隆，日西而阳气已虚，气门乃闭。故暮而收拒，无扰筋骨，无见雾露，仅此三时，形乃困薄。"因此，动功的练习应避免在六阴时内进行，特别是入暮以后，更忌多行动功。

2. 练功要求心情愉快、平和，不要在精神过于亢奋、心情不快或情绪波动很大的时候练功，也不要在空腹、过饱的情况下练功。地点可选择在空气新鲜、地势平坦的地方练习。如能有花草树木、山石流水，就更好了。

3. 适当掌握活动量。每天锻炼的次数、每次练习多少套动功、时间的长短等等，都要根据练功者的身体状况来决定。一般说，身体健康者，可以活动量大一些，时间长一些，而体弱多病及年老者，则要根据自己的身体状况，适当掌握并控制运动量，勿过劳，也不要贪多求快，急于求成。

4. 要穿适合练动功的衣服及鞋子，领扣及衣带也不要系得太紧。

5. 动作要注意沉稳、缓慢、含蓄，一个动作一个动作地做，劲不可外露，动作也不要毛糙。有人把动功动作的"稳"总结为三稳：起得稳，练得稳，收得稳。这三稳的要求是有道理的。同时，在练动功中要始终保持头部端正，垂肩坠肘，含胸拔背，合乎脊柱的自然生理状态，就能比较好地完成各动作的要求。

第五章 练手功夫

习练筋经功可以强壮身体，延年益寿，达到相当水平之后，又可以为人治病，解除民众疾病之痛苦。点穴按摩的作用就是要疏通气血在人体内的循环，以促使五脏精气的顺利运转，达到五脏的统一平衡，调节人体的生理功能，使人体周身的气血流畅，阴阳调和，脏腑生机旺盛，从而消除疾病，达到健身的目的。

习练筋经功可以强壮身体，延年益寿，达到相当水平之后，又可以为人治病，解除民众疾病之痛苦。筋经功熔内炼、武术与医疗于一炉，就体现在这里。筋经功用于医疗主要为手功部分，包括点穴和按摩，并辅以药物。

点穴按摩是根据人体子午流注、气血循环运转的规律，结合筋经功的内炼，通过医者的各种不同手法，作用于患者的体表，使其经络疏通，营卫调和，气血周流如常，达到阴阳相对平衡，促进机体自然抗病的功能。

中国传统医学认为，经络在人体上的作用是非常重要的。五脏六腑、四肢百骸、皮肉筋脉等的生理功能，必须依靠经络的密切联系。经络和穴位组成一个气血循环的系统，疏通全身，使脏腑、骨肉关节等组成一个有机的整体。如果经络不通，就不能发挥它的联络和传导作用，那么脏腑器官的功能就不能协调，气血就得不到营卫，而气血是奉养机体最宝贵的物质，全身的皮肉筋脉、肢体骨骼都需要它的滋润和保护。

点穴、按摩的原理，就在于使它的手法和经穴相合，通过气血营卫的循环，促进人体的藏精器官——五脏统一平衡，并使之强壮有力，正常发挥生理机能；如果营卫气血不能协调，五脏的统一失去了平衡，那么人体就会出现各种病变。

点穴按摩的作用就是要疏通气血在人体内的循环，以促使五脏精气的顺利运转，达到五脏的统一平衡，调节人体的生理功能，使人体周身的气血流畅，阴阳调和，脏腑生机旺盛，从而消除疾病，达到健身的目的。

第一节　点穴

点穴，是一种医、武结合的治疗方法。它既不同于推拿按摩，又不同于针灸疗法，但它又与这二者有着不可分割的内在联系，精妙至极。

我所习之点穴一法系古代武功点穴法，有点穴（打穴）、闭穴、拿穴等等，门道很多，但统以点穴命名之。点穴法很注重三个要素：一是时间，二是部位（穴位），三是手法。如按时袭击，即可使人致残或者限时取命，故历代传授极密，不轻易传人，更不公之于世。当今社会，掌握此功法的人已为数不多了，且仅《子午流注》一书涉及了其理论。

所谓点穴，即是用一指或二指相并，按时辰猛然击于要害穴位上。点穴一般使用方平锤、肘、膝，也有用凤眼锤、鸡心锤的。所谓闭穴，一般是用掌按时辰猛击于一要害穴位上后，将所击之掌紧压所拍之部位。所谓拿穴，是以单手或双手成对称，按时辰将所拿之穴位掐住。

点穴一法为什么能治疗疾病呢？其根本原因是手法和经穴的相合，通过气血营卫的循环，促进五脏精气的反应，使先天的支配能力和后天的供给气血过程达到生理正常，从而消除疾病症状，恢复健康。虽然点穴只刺激经穴，但这种外力的刺激可以传导到脏腑，开导闭塞，舒筋活络，使气血畅通，消肿止痛，开窍提神，从而达到平衡的目的。

点穴和经络的关系是怎样的呢？点穴虽然是医者使用各种不同的手法在人体的穴位上点击，但实际上这种点击不是随意的，而是根据人体经络的分布和循环关系进行的。因为经络是人体营卫气血运行的通路，而经穴又是营、卫、气、血运行通路中的交会点，如大椎穴就是手三阴、足三阴及督脉的交会点；关元穴，是足三阴与任脉的交会点。这就说明了经穴、经络之间的密切关系。点穴能调整经络之间的表里变化及阴经和阳经之间的寒热差别，所以要学点穴法，就必须首先学好经络学说。

点穴对脏腑也是有影响的，人体是由气、血、筋、脉、骨、髓、脏、腑等组成，而每个组成部分都相互依赖着，具有不可分割的阴阳关系。如：气和血，筋和脉，骨和髓，脏和腑，都是相互作用的。气为血之帅，气行则血行，气止则血止。

筋为脉之使，筋动则脉急，筋静则脉缓。髓为骨之含，骨坚则髓实，骨软则髓虚。腑为脏之表，腑壮则脏盛，腑弱则脏衰。可见它们都是属表里阴阳的。在这当中起主导作用的为五脏六腑，五脏六腑配合着木、火、土、金、水，起着互相生克、制约，互相维持其平衡的作用。

点穴还能影响气、血、筋、脉、骨髓等各方面的正常生理关系。无论人体哪一部分发生病变，都与脏腑的生克制约有着密切的关系。十二经脉统属脏腑，而脏腑与经穴又有着密切关系。在人的体表进行点穴，就能够对脏腑起到一定的影响。它直接调节五脏六腑之间的有余或不足，使之互相间生克、制约，恢复到平衡的状态。经穴是营、卫、气、血在人体循环的必经之点，人体一旦发生病变，与病变有关的经脉区内的经穴就会产生一定的反应，如麻木、疼痛、红肿等，这些现象直接妨碍了营、卫、气、血的正常循行。使用点穴法，就能消除经穴及其范围内的这些反映、现象，起到调节营、卫、气、血的作用，达到治疗疾病的目的。

一、穴位

讲清了点穴的作用，大家也就明白了，掌握好人体经络穴位以及气血交替的时间，是极为重要的。

人身上共有 365 穴，其中前胸 36 穴，后背 24 穴。这 60 穴为点穴法中之要害穴位。60 穴中除 12 大穴是按时辰袭击以定生死外，其余 48 穴击中者均有伤残的危险。因点穴法分生死穴道，必须按十二时辰血液的流注进行，所以何时血到何宫，什么时辰又转至何界，穴是何名，交于何处，点穴之人要做到长短分寸丝毫不差。因一时辰为八刻（一个时辰为两小时），所以有上四刻和下四刻之分。若点到上四刻和下四刻的交界处，其人定死无救。被点着之人，必须请会点之人仍用点穴法中的解救法，再点按血宫，按摩穴道，将气血推活过宫，被点者方能得救。若时间过久，纵然能救活，也必将造成残疾。在冷兵器时代点穴一法实为一密术，即或传人必须考查其品行，仅供道德高尚、品行良好之人作自己防身之用。在六十余年的长期实践中，我苦练此法从未外传，因怕泄漏伤害于人而罪责难逃。

二、点穴的各种不同手法

点穴之法既可阻滞气血，使其不能流动，又可疏通经络气血，治疗疾病。所以这个办法一经熟练掌握后，既能伤人性命，同时又能救人性命，解除人疾病的痛苦。当然，在为重伤病员治疗时，必须采用点穴法中的解救法，并配合独特的药物，打开门户，将气血点活进入血宫，使其经脉畅通，收到神奇的治病疗伤的功效。

我所习的点穴法中包括点（打）、闭、拿、弹、拨、提、压、掐等手法，统统都称为点穴。它与按摩有不可分割的内在联系，是相辅相成的。

1. 点法

以一指（如食指）或两指（食指与中指）相并，按照时辰朝一个穴位用力击下，此为点法（如图1）。也有用鸡心锤、凤眼锤、肘部尖等手法点取某一穴位，按时辰用力击下。当然这种用力不是用死力，而是量力。

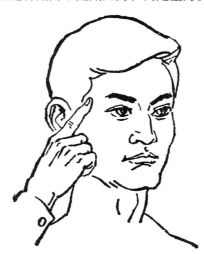

图 1　点法

2. 闭法

用掌的后半部，按时辰取一穴位，突然发出寸劲拍下，然后紧紧贴住所拍之穴位，好像要把那个穴位闭住，此为闭法（如图2）。

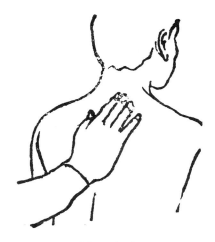

图 2　闭法

3. 拿法

用拇指和食指或拇指和中指，按时辰扣按在相对称的两个穴位上，以对合之力拿之，此为拿法（如图 3）。

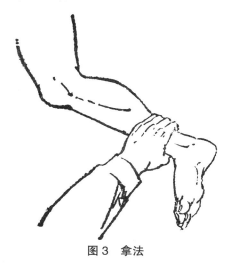

图 3　拿法

4. 弹法

一般取经筋和神经的走行部位的关键处，以拇指和中指、食指将该部位的筋头捏拿着，突然向上一提，再向下一丢，如弹弓弦一般，此为弹法（如图 4）。在以弹法施治时，被治者一般会出现酸、麻、胀的触电传导感觉。

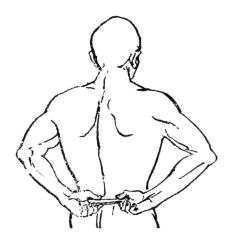

图 4　弹法

5. 拨法

以左手的拇指和中指、食指，将经筋和神经的走行部位一端拿稳后，固定不动，右手的拇指、食指、中指沿着经筋行走的部位突然提起丢下，或向相反的方向直推向另一端头，此为拨法（如图 5）。

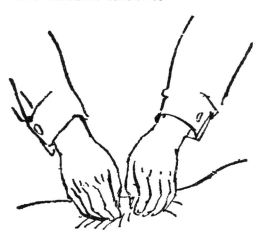

图 5　拨法

6. 提法

根据各个不同的部位，如腰背部，用双手的拇指、食指、中指，将肌肉和肌腱提起向上并依次走动为提法（如图 6）。

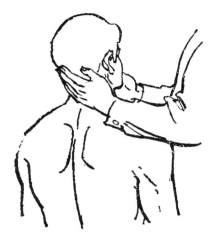

图 6　提法

7. 压法

用拇指的指面，或四指并拢，按时辰接触在某一穴位上，突然用力按下，此为压法。也可以用双手掌重叠进行此法（如图 7）。

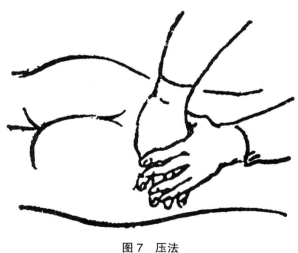

图 7　压法

8. 掐法

以两手对称的姿势，按时辰掐住某一穴位，停留片刻，此法为掐（如图 8）。

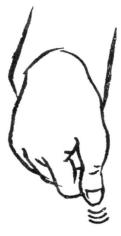

图 8　掐法

三、内炼点穴开门法

此法有起始、扩大、发展、融化、使通之意。对于气血闭塞一类的疾病，医者必须在影响人体整体机能的部位，首先开其门，然后守之，以使其气血畅通，打开壅塞之门户，使疾病消失。它不仅具有开通的作用，而且常用于在一般点穴、按摩治病之前。

内炼点穴的最大特点，就是治病要先"开门"，若门不开，好比捉贼一样，人进不了门贼就捉不到，这是从根本上治病的方法。打开了门，医者的内气才能从病人身体关窍的通道上发放进去，起到治病的作用。内炼点穴一法，前面讲过，是在熟知人体经络、经穴的基础上，医者根据不同的病变，采用点穴手法，不用针药，而仅仅运用医者的两手去点开有关部位的门户，然后以强烈的意念将自己的内丹之气提出，并直达双手掌指，再对准病灶处，经一定的时间，就可以达到治疗的奇效。

此法可以疏通气血，通经活络，增强人体的免疫能力和抗病能力，营卫气血，平衡阴阳，扶正祛邪，动员机体的潜在能量，调动人体气血的正常运转。对防病治病，增强体质，延年益寿具有可靠的作用。

点穴开门术共分八法：

1. 开天门

天门起于两眉之间，止于百会。医者用右手中指，有节奏地点击两眉之间的印堂穴9次，天心穴9次，天庭穴9次，囟门穴9次，百会穴9次，然后用左手掌扶着病者的后颈部位，右手以大拇指的罗纹面，紧贴于天门穴，向上直推，经天星、天庭、上星、囟门（泥丸宫）直达百会穴为止，力度不宜过重，为开天门。

2. 开地门

地门乃肠的终点。医者用点法以右手中指在病者肚脐（神阙穴）处点击7次，左肓俞穴点击7次，右肓俞穴点击7次，气海穴点击7次，双天框各穴位按上述次序各点击7次后，然后医者将左手重叠在右手上，紧贴于病者腹部神阙周围，按逆时针方向运转多次，然后将双手重叠于肚脐上敷1~3分钟，使病者肚脐部发热。通过揉动、点击达到气通为度，其作用是加强大小肠的蠕动以促使脏腑气流通畅。

3. 开气门

医者以右手中指点击肺门穴7次，肺俞穴7次，天突穴7次，膻中穴7次，期门穴7次，章门穴7次，后以右手拇指第一节紧贴天突穴上，从天突穴至肺门穴、膻中穴、期门穴，直至章门穴连续直推3次；后背从肺俞穴直推至章门穴3次，点太渊穴9次，点列缺穴9次。此法打开气道，使气流通行无阻。重伤者在直推时需要病者配合呼吸进行，以排出浊气。

4. 开血门

人身体里的血如河中的流水一样，日夜不停地流动着，当流到某一个部位时，人体的那个部位因受到了损伤，气血被阻碍不能流通，并使全身受其牵制，人就有了病的症状。若能使反其道而行之，开其门户，使气血流行，则筋脉自舒，其病自消。

医者可按子午流注法血流的运转时间，打开病者的血门。以右手拇指点按肾经线路上的石关穴7次，任脉线路上的下脘穴7次，阳交穴7次，气海穴7次，关元穴7次，中极穴7次。然后以双手拇指点按肝经上的阴包穴5次，脾经上的血海穴5次，胃经上的足三里穴9次，肾经上的涌泉穴9次，然后在所点的各穴位上以轻手法拍击各12次，使所闭之穴受到震荡，慢慢开放，所阻滞之气血将缓缓通过，得以周而复始地流行。

5. 开风门

医者让患者仰卧于床上，在患者的督脉路线上，点按天突穴、身柱穴、灵台穴、脊中穴、命门穴各 5 次，后以拇指按于天柱穴上直推至命门穴共 3 次。点在督脉旁 1.5 寸的膀胱经上的风门穴、督俞穴、肝俞穴、肾俞穴、气海穴、大小肠穴各 3 次，后以双手大拇指第一节紧贴风门穴，并加重力量直推至小肠穴 3 次。点按胆经路线上的渊腋穴、京门穴各 7 次。点按涌泉穴、太冲穴、金门穴、水泉穴各 5 次。此法为开风门。

6. 开火门

患者端正直坐，医者左手中指对准患者督脉路线上的肾俞穴，右手中指对准任脉路线上的关元穴，同时用中强度的力量，各点击 5 次。

医者左手中指对准命门穴，右手中指对准中极穴，用同样强度的力量同时点击 5 次，然后左右手成掌，双手掌心分别贴紧在命门、关元穴上，左手在命门穴，右手在关元穴，各向反时针方向运转 18 次，以调阴阳之气使其运转全身。

7. 开筋门

人体中筋门共分为四处：一为双手腕后横纹中与一窝风穴正对之筋；二为双肩井中两条大筋；三为背脊左右处两条大筋；四为双脚解溪穴处之筋。医者按以下次序施治：

①医者将患者的双手掌后腕横纹穴，用左右手的拇指各朝左右拨筋 5 次，要拨得干脆利落；然后用左右手拇指、食指、中指掐住此处，用力推至中指尖。

②医者以双手拇、食、中指分别掐住患者双肩之大筋向上各提 3 次，然后突然丢下，再用双手掌后溪处拍击肩井穴 7 次。

③医者用双手拇指、食指、中指分别将督脉路线上脊两旁的大筋向上连续提起 5 次，然后突然丢手，再将双手拇指放置于双大筋上分别直推至中髎穴处共 3 次，顺着路线摇动而下。

④医者用双手大拇指分别掐住患者双足的解溪穴部位，分别各向左右拨 7 次，然后顺此路线由足一窝风穴直推至内庭、八风穴。此法为开筋门。

8. 开骨门

人体的骨关节大多数集中于脊背督脉一线上，起着支持人体的作用。33 个脊椎骨中活动量最大的是颈椎，其次是腰椎。颈椎又名大椎，为调益阳气的总纲。凡治疗腰背疼痛的疾病，医者必须首先施治大椎。

医者以拇指加强力度点按大推穴 9 次，重拿大椎穴 9 次，然后将颈椎 7 个、胸椎 12 个、腰椎 5 个，按顺序一个个地拍击、震动，以调和各骨关节的气血。这种方法为打开骨门。

上述各法即为我所习之点穴法，从手法上说是以武功中点穴法为基本手法的。同时，主要依靠点穴法中的"解救法"为治疗依据，并将内炼按摩、经络按摩、伤科按摩、穴位按摩、子午按摩融为一体，并严格遵循古代子午流注针法中的气血运转的时间而施术。

第二节　按摩

按摩又称推拿、摩挲和按跷。它是按摩者以适当的手法，作用于被按摩部位的体表上，使被按摩者的机体得到相应的刺激，从而提高人体自然抗病能力，促使病体康复的医术。这种治疗方法，既经济简便利于推广，同时又无任何副作用，它是祖国医学宝库中的珍贵财产，是我国劳动人民在长期的生活、生产实践中与伤病做斗争的经验总结。

据《史记》记载："上古之时，医者俞跗，治病不以汤液醴涵，馋石跷引、案杭毒熨，一拔见病之应，因五脏之输，乃割皮解肌，决脉结筋……"那时就已经出现了这种"治病不以汤液醴涵"的早期按摩术。《周礼注疏》也记载了战国时期医学家扁鹊"治虢太子暴疾尸厥之病，使子明炊汤、子仪脉、子术按摩"。这是一个将按摩与其他疗法配合应用的古老的医疗方案，同时说明了按摩在春秋战国和秦汉时期就已经应用于临床，并取得了效果。据《隋书·百官志》记载："隋太医院有主药二人……按摩博士二人。"这说明到了隋朝，不仅医术上有按摩之法，同时还专门设了按摩博士的职称。唐代还设立了按摩科，《旧唐书·百官志》上就详细记载了按摩科已有按摩博士、按摩师、按摩士之分。由此可见，从隋唐时期起，医疗上不仅设有按摩专科，而且按摩人员在职务上也有了分工及职务大小的区别，同时还开始了按摩教学工作。到了宋、金、元时期，在按摩疗法和应用上，均有了进一步的发展。明代对按摩疗法是很重视的，曾把它列为临床科目之一。由于这一疗法在历代都受到重视，所以发展很快，在应用上趋向专业化。

我国的按摩由于历史悠久，所以各种流派繁多，如内炼按摩、保健按摩、运动按摩、脏腑按摩、伤科按摩、经穴按摩、子午按摩、小儿按摩、放松按摩、踩摩等等，不一而足。

我所习之按摩是一种武功点穴按摩。我认为它是内炼按摩、经穴按摩、子午按摩和伤科按摩的综合运用。其医疗原理与中医按摩的基础理论是相通的，也有着遵循整体观念和辨证施治的特点，是按照四诊八纲、理法、方、药的步骤进行的。在施行的过程中，必须寻经取穴，明辨补泻，掌握好时间和次数，点摩结合，刚柔相济；通过调阴阳，舒气血，通经络，利关节，以实现扶正祛邪、阴阳平衡。同时医者在施术上必须做到由点到线，由线到面，由表入里，由轻到重，由重到轻，循经取穴，补泻分明，以达防病治病的目的。

我所习之按摩一法，是与点穴法中的解救法密切配合进行的。对重伤旧伤的病员，先使用按时点穴的几种手法，后使用按摩手法，手法的轻重深浅根据病员所伤的程度来定。当然，医者必须首先熟悉身体按摩的常用部位和穴位。

按摩手法介绍

1. 按法

医者或以拇指罗纹面、四指尖罗纹面，或以手掌的阴面，或以单掌、双掌的掌根部，附在某穴位上，由轻到重地上下掀压或旋转，即为按法（如图 1）。

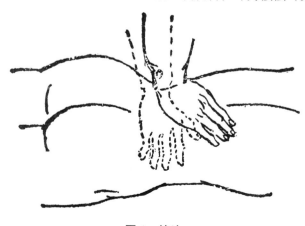

图 1　按法

2.摩法

医者用手掌的掌面或四指的指前第 1 节的指面附着在一定的穴位上，以腕关节连同前臂作环形的移动摩擦，为摩法（如图 2）。

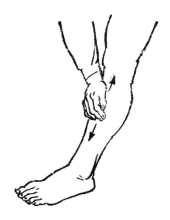

图 2　摩法

3.推法

医者用大拇指的指端或罗纹面部分着力于一定的穴位上，其余四指成握拳状，或由内向外推出，或由下向上、由上向下、由左向右、由右向左推出，此为推法（如图 3）。

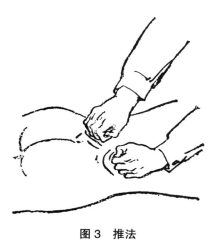

图 3　推法

4. 揉法

医者用手掌面或掌根，或掌指，或掌背，或小鱼际按压在体表部位，根据患者病情的轻重程度，作顺时针或逆时针方向揉动，此为揉法（如图4）。

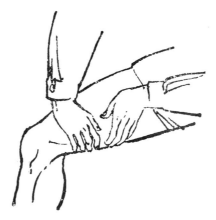

图4　揉法

5. 滚法

医者用手背的小指外侧部分附在患者一定的部位上，以腕部内外灵活转动，连续不断地进行，速度稍快，此为滚法（如图5）。

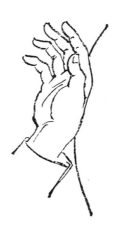

图5　滚法

6. 捻法

医者以拇指和食指的第 1 节的罗纹面做对称性的捻动，如捻线状，力量使用要均匀，动作要缓和，此为捻法（如图 6）。

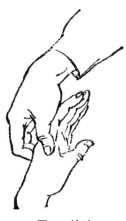

图 6　捻法

7. 分法

医者以单手或双手大拇指的罗纹面紧贴于患者一定的部位，作上下或左右的缓缓移动。并根据病情进行轻重缓急的刺激，此为分法（如图 7）。

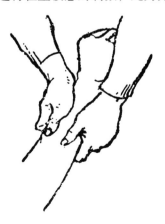

图 7　分法

8. 搓法

医者以双手的全掌面，挟住患者一定的部位，以指、掌面带动皮肉作均匀快速的上下左右的搓揉，并来回盘旋，使被操作的部位的气血调和，筋络舒松，此为搓法（如图 8）。

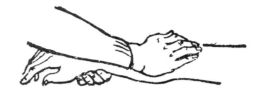

图 8　搓法

9. 摇法

医者用双手托住或握住所摇的关节的两端作环旋摇动，以加强关节处的活动能力，在初摇动时医者的手法宜轻、宜缓，摇动的幅度须在生理范围内进行，并由小到大，由轻到重，由慢到快，此为摇法（如图 9）。

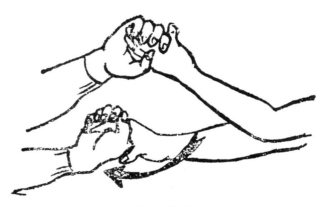

图 9　摇法

10. 击法

医者或以手指、指尖，或握成空拳，有节奏地叩击某部位的肌肉，同时根据病情的轻重缓急决定所击的次数与轻重。也可以用掌侧击、掌心击。此为击法。这种手法特别用于肌肉肥厚部位，当肌肉受到振动后，有兴奋肌纤维神经的作用，消除伤后带来的瘀血凝滞，增强血循环，消除疲劳及酸胀等现象。

11. 通法

"通法"有疏通开导的意思。中医学认为通法有调和营卫、通经活络、却邪导津的作用。若周身肿胀、肌肉麻木、经络不通，在按摩中使用按、推、压、摩等手法作用于精、气、血的特定部位，以通闭郁之气。

12. 和法

和，即有调和之意。和法是运用按摩的开郁和脏功能，配合患者的吐纳，以调整脏腑间的不平衡状态，从而增强内脏功能的一种方法。医者以运内气并配合平稳而柔和的手法，对气血不和、经络不通、阴阳失调等病，如脾胃不和、妇女月经不调、周身胀痛等进行治疗，使病人气血调和，阴阳相对平衡，从而恢复生理正常状态的目的。

13. 补法

有修填、充实的意思。按摩中的补法，是针对人体因亏损所引起的各种疾病现象，采取各种不同的手法，达到对人体虚而补之的一种治疗方法。医者通过强烈的意念将所炼的内丹之气从丹田提出直达双手发出，使气至病所，达到温经补气的作用，从而使病痛减轻，活力提高。补法对于气虚、血少、体弱或肢体寒冷木胀者，疗效尤佳。

运用此法，医者先以右手拇指、中指点按肺俞穴 24 次，继而右手按于胸骨柄上，掌根压于膻中穴，中指指向天突穴，左手覆压于右手指上，随着一呼一吸加压，助呼吸逐渐加长；后以左手分按气海穴处，右手仍按膻中穴不动，双手随呼吸交替进行，从而使呼吸增长。

14. 泻法

泻，有泻、降、散之意。本法是泻其实邪之气。患者由于结津湿热引起腹胀满或胀痛、食积火盛、二便不通，均用泻法，以推、摩、逆时针方向揉等手法作用于患者体表的不同穴位上，以达到通泻的目的。

15. 拿法

与点穴中的拿法相同。

第三节　子午流注针穴法

无论筋经功的点穴还是按摩，都必须遵循子午流注针穴法的原理进行。子午流注针穴法是祖国中医学的宝贵遗产。它是以"天人相应"的理论，结合人体气血周流灌注情况创立的以时间为条件的一种古老而独特的针刺疗法。它经历了数千年的实践考验，一再被证明是一种行之有效的疗法。

此疗法源于《内经·难经》，它的完成当在宋代。其名称中的"子午"是指日、时（即时间）。古书云："岁有十二月，日有十二辰，子午为经，卯酉为纬。"将一年的十二个月，用子午卯酉划分成四个季节；再用一天中的昼夜朝夕，来说明人体经脉流注、气血衰盛开合的情况。人体气血流注是有规律地按照盛衰进行的，就像潮水一样，有时涨有时落。仅以一天十二个时辰为例，寅时是肺经气血流注最旺盛的时间，而其余时辰则又是其他经脉气血流注最旺盛的时间，但那时肺经气血就衰弱了。

气血流注各有其时，各行其是，周而复始，循环不已。《素问》正是根据这一道理指出，凡针刺之法，必须观察日月星辰、四时八节的气候变化，并根据气候的变化不同而采用各种不同的针刺方法。如果对日月星辰、四时八节的变化熟视无睹，只采取一种针刺方法，那就是错误的。

近代对时间生物医学的研究，证实了《内经》所述的这一人体生命周期节律性活动与自然界息息相关之论断的正确性。我认为，时间生物学发展的历史，应回溯到两千多年前我们祖先的创造发现，当时先人们就认为人的十二经脉气血运行在"如环如端"的昼夜循环中，即从子时到午时，又从午时到子时，随着时间的不同，表现为周期性的盛衰开合；外界气候的温热、寒冷、朝夕的光热强弱，对人体十二经脉的流注，都有着不同程度的影响和表现。子午流注针法，就是根据四时气候的时序来施针治疗的。

要掌握子午流注开穴法，必须要了解与此有关的系列知识，比如：天干地支配合六十周环计算法、天干地支分配阴阳法、年月日时干支推算法、天干与十二经络相配法、地支与脏腑相配法和子午流注经穴等。这里我们只择要简单介绍如下：

一、天干地支配合六十周环计算法

要了解天干地支配合六十周环计算法的具体内容，就要先弄清楚"天干"与"地支"的内容。

天干，指的是甲、乙、丙、丁、戊、己、庚、辛、壬、癸。地支指的是子、丑、寅、卯、辰、巳、午、未、申、酉、戌、亥。应用时应当把天干和地支配合起来，这就成了甲子、乙丑、丙寅、丁卯等等。由于天干"甲"至"癸"是10个数，而地支"子"到"亥"则是12个数，所以甲子开始再复回甲子，天干要轮6次，地支要轮5次，这就是六十周环。具体的六十周环请见下表：

天干地支配合六十周环法表

甲子	乙丑	丙寅	丁卯	戊辰	己巳	庚午	辛未	壬申	癸酉
甲戌	乙亥	丙子	丁丑	戊寅	己卯	庚辰	辛巳	壬午	癸未
甲申	乙酉	丙戌	丁亥	戊子	己丑	庚寅	辛卯	壬辰	癸巳
甲午	乙未	丙申	丁酉	戊戌	己亥	庚子	辛丑	壬寅	癸卯
甲辰	乙巳	丙午	丁未	戊申	己酉	庚戌	辛亥	壬子	癸丑
甲寅	乙卯	丙辰	丁巳	戊午	己未	庚申	辛酉	壬戌	癸亥

二、天干地支分阴配阳法

此法是根据自然序数而定的。1、3、5、7、9、11，奇数为阳；2、4、6、8、10、12，偶数为阴。

天干阴阳分配法表

阳性天干代数	甲1	丙3	戊5	庚7	壬9
阴性天干代数	乙2	丁4	己6	辛8	癸10

地支阴阳分配法表

阳性地支代数	子 1	寅 3	辰 5	午 7	申 9	戌 11
阴性地支代数	丑 2	卯 4	巳 6	未 8	酉 10	亥 12

三、年月日时干支推算法

年干支的推算方法，只要掌握六十周环法，按其次序顺推即可得到。如1983年为"癸亥年"，1984年就应为"甲子年"，1985年则为"乙丑年"，余类推。

月干支推算是固定不变的，以农历计算，一月是寅月，二月是卯月，三月是辰月，四月是巳月，五月是午月，六月是未月，七月是申月，八月是酉月，九月是戌月，十月是亥月，十一月是子月，十二月是丑月。

日干支推算，阳历每年大小月都是固定的，每四年有一次闰二月，因此推算起来比阴历简便一些。所以，子午流注、灵龟八法等的日天干地支用阳历推算。

时干支推算，因为一天起于夜半子时，故推算时亦从子时起，然后按子、丑、寅、卯……亥顺延，即知一天的时辰干支。它的推算首先牢记这样一首歌诀：

甲己还加甲，乙庚丙作初；
丙辛生戊子，丁壬庚子头；
戊癸起壬子，周而复始求。

所谓"甲己还加甲"，是指甲、乙二日，这天夜半子时起于甲子，以下丑时是乙丑，寅时是丙寅……"乙庚丙作初"，是指乙、庚二日，这天夜半子时起于丙子，所以丑时是丁丑，寅时是戊寅……"丙辛生戊子"，是指丙、辛二日，这一天夜半子时起于戊子，丑时是己丑，寅时是庚寅……其余类推（见下图）。

十二时辰与24小时分配法表

时 辰	子	丑	寅	卯	辰	巳
时 间	23—1	1—3	3—5	5—7	7—9	9—11
时 辰	午	未	申	酉	戌	亥
时 间	11—13	13—15	15—17	17—19	19—21	21—23

怎样来求各年元旦干支呢？可参照如下两种方法：

1.只要记住上一年元旦干支，逢平年加 5，逢闰年（上一年）加 6 即得。

例：求 1987 年元旦干支，先知 1986 年元旦干支为乙巳，天干乙（2）加 5 等于 7 庚，地支巳（6）加 5 等于 11（戌），故 1987 年元旦干支为庚戌。

2.去年 12 月 31 日干支代数加 1，等于今年元旦干支代数。如 1984 年 12 月 31 日干支代数是己亥，那 1985 年元旦干支为庚子。

天干计算公式：（当年元旦天干代数 +/- 各月天干常数 + 本月所求日数）÷10= 商……余数，余数就是天干代数。若除尽等于零，就是癸日。

地支计算公式：（当年元旦地支代数 +/- 各月地支常数 + 本月所求日数）÷12= 商……余数，余数就是地支代数。若除尽等于零，就是亥日。

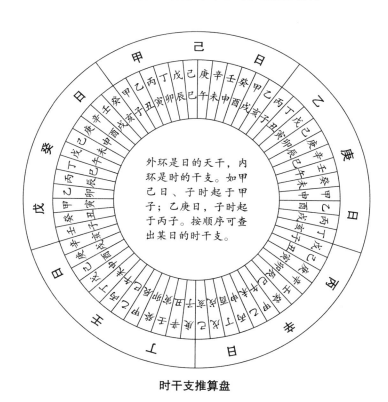

外环是日的天干，内环是时的干支。如甲己日、子时起于甲子；乙庚日，子时起于丙子。按顺序可查出某日的时干支。

时干支推算盘

各月天干地支常数加减表解

年别 干支加减 月份	平 年		闰 年	
	天干	地支	天干	地支
一　月	减一	减一	减一	减一
二　月	加零	加六	加零	加六
三　月	减二	加十		
四　月	减一	加五		
五　月	减一	减一		
六　月	加零	加六	余 数 加 一	
七　月	加零	加零		
八　月	加一	加七		
九　月	加二	加二		
十　月	加二	加八		
十一月	加三	加三		
十二月	加三	加九		

歌诀如下：

一五双减一，二六加零六；

三减二加十，四减一加五；

七零九加二，八加一七走；

十上加二八，冬三腊三九（冬：十一月；腊：十二月）；

闰从三月起，余数均加一。

四、天干与十二经脉相配

如当日与经配合，要牢记如下歌诀：

甲胆乙肝丙小肠，丁心戊胃己脾乡；

庚属大肠辛属肺，壬属膀胱癸肾脏；

三焦亦向壬中寄，包经同归入癸方。

以上歌诀的意思是，甲日属胆经，乙日属肝经，丙日属小肠经，丁日属心经，辛日属肺经，壬日属膀胱经、三焦经，癸日属肾经、心包经。

天干与十二经相配，主要用于子午流注纳甲法，该日所开井穴。如甲日开胆经戌时第一个穴是足窍阴，乙日酉时开肝经大敦，余类推。详见下表：

天干与十二经相配表

日干	甲	乙	丙	丁	戊	己	庚	辛	壬	癸
时辰 经脉 井穴	戌 胆 足窍阴	酉 肝 大敦	申 小肠 少泽	未 心 少冲	午 胃 厉兑	巳 脾 隐白	辰 大肠 商阳	卯 肺 少商	寅 膀胱 至阴	亥 肾 涌泉

五、地支与脏腑经络相配

地支与脏腑经络相配，是指十二经脉的气血周而复始地运行着，这个顺序以一天来说，是从中焦开始上注于肺寅时起，经卯—巳—午—子丑时。此法用于子午流注纳子法，是十二个时辰代表十二经来取穴。如寅时是肺经流注时间，卯时是大肠经流注时间，辰时是胃经流注时间，巳时是脾经流注时间，余类推。歌诀如下：

肺寅大卯胃辰宫，脾巳心午子未中；
中膀酉肾心包戌，亥焦子胆丑肝通。

即寅时肺经气旺，卯时大肠经气旺，辰时胃经气旺，申时膀胱经气旺，酉时肾经气旺，戌时心包经气旺，亥时三焦经气旺，子时胆经气旺，丑时胆经气旺。

六、子午流注的经穴

五俞穴

五俞穴是指井、荥、俞（原）、经、合穴。它们分布在十二经脉肘膝以下，分别描述人体气血运行的情况。

井——象征经气如泉水初出的源头。

荥——指经气尚小，如涓涓流水的小溪。

俞（原）——指经气渐盛，如水流灌注。

经——指经气更盛，有如滔滔江水经过。

合——指经气充盛，并汇集在一起，有如江河归入大海。

古代医者认为这些俞穴不但是经气出入、经血交流、阴阳交会之处，而且还是治疗各种疾病的有效针灸穴位，历来为医家所重视。

第六章 药功与方剂

本章所录多是道家古方，以仅供专业中医师和中医爱好者的参考。一般读者切不可按图索骥，简单对症下药。书中验方都是作者曾师承用过的有效的方剂。

时代不同，病亦有别。病名相同，病因未必一样。就是同一味药，所产地域不同，气味归经也有变化。每一求医问药之人，当时当地的状况又个个不同，选用何方，药量加减，都需当代中医师谨慎明辨。

　　道家秘传筋经功熔内炼、武术、医疗于一炉，前面三章介绍的静功、动功与点穴按摩，对此已做了详尽阐述。本章要探讨的是药物治疗问题。

　　历来对内炼与药物的作用，存在着两种截然不同的看法。一种认为内炼包治百病，不必使用药物；另一种又主张生病吃药，只有药物才能治病，内炼不过是一种锻炼方法而已。

　　应当说这两种论调都各执一端，不免片面偏激，不符合实际。在我数十年的实践、探索中，虽有过只采用内炼不用药就治好病的例子，也有过只单纯使用药物就使病人康复的事实。但更多的时候，我是内炼与药物并用，二者互相补充，互相促进，相得益彰，从而使得治疗的效果更加突出，治疗的时间相对缩短。在这两种不同的主张当中，我是一个调和者，力主"合二为一"，一切都以病人的病情为依据，在临床上灵活运用。有的病只需点穴、按摩、内气外发或练功即可治疗，不必用药；有的只需用丹药，不需内炼治疗；而有的既需内炼，又需服用药物。总之，针对患者疾病的具体情况来确定是选用内炼疗法还是药物治疗，抑或二者并举，这才是求真务实的态度。

　　道家筋经功秘传下来的药方很多，难以胜数。这些药方具有用药独特、疗效突出、副作用少、药物来源广泛且易收集购买等特点，药方遍及内科、外科、伤科、妇科、儿科、五官科各部门。限于本书的篇幅，本章仅论及伤科与痹症两类。之所以选择这两类一是因为伤科与痹症系常见疾病，病患急需；二是因为秘传道家筋经功对这两类疾病的研究与实践尤其深入，卓有成效。

第一节　伤科

由于外力或长期慢性劳损引起的损伤均属伤科治疗范围。损伤轻者妨碍伤员的正常生活与工作；重者可导致残废甚至夺去人的宝贵生命。因此，对各类急慢性损伤进行及时诊断治疗是极为重要的。伤科一般分为外伤与内伤两大类。

一、外伤

从其受伤部位来划分，外伤主要分为皮肉伤、筋伤、骨伤几种。

皮肉伤：

皮肉属于人机体浅层的软组织，是人体的外壁。当外力作用于人体，比如跌倒、坠下、内挫、挤压、负重、打击、碰撞等，都是首先作用于皮肉，所以皮肉最容易受到损伤。皮肉伤一般可分为创伤、挫伤、擦伤。创伤指破皮之伤，皮破肉绽，鲜血流出；挫伤不破皮，指较深层的软组织受伤，从而出现红肿、疼痛，皮下瘀斑，以致引起局部的功能障碍；擦伤较轻，指皮肤表层受到磨损，磨损处有擦痕或少许出血点。

筋伤：

一般是由于冲撞、内挫、挤压、扭动等原因使筋腱、筋络、筋膜及附近末梢神经及软骨等受到损伤。这种损伤可能造成筋腱、筋络、筋膜断裂，也可能只受到损伤而未断裂，出现筋走、筋弛、筋强、筋挛、筋翻等情况。伤筋的表现是红肿胀痛、功能障碍。

骨伤：

由于严重外力造成骨骼的损伤。一般说来，骨伤也与筋伤一样出现肿胀、疼痛与功能障碍，但其肿胀、疼痛与功能障碍的情况与程度远比筋伤严重得多。骨伤分骨折、脱臼、骨损三种。前二种为重伤，骨损为轻伤。骨折是指骨骼受伤而折断，折断的情况或粉碎，或一断为二、三段，或骨骼出现裂缝；脱臼即指关节骨离开正常位置，可能是完全脱位，也可能半脱位。

二、内伤

又称内损，这是一种由于外力引起人机体内部气血、经络、脏腑的损害，所以内伤都必有损伤史，这是它与内科内伤的根本不同点。由于外伤易见，而内伤看不见，常常容易被忽略，以致后患无穷，甚至危及生命。

对于外伤可能导致内损的问题，古代医学对此论述颇丰。《正体内要》指出："肢体损于外，则气血伤于内，营卫有所不贯，脏腑由之不和。"可见身体外部的损伤，一般都会引起内伤，且内伤的轻重随外部损伤的大小而有差异。

内伤主要指伤气、伤血和伤脏腑三种，或二三者兼而有之。

伤气：

"气者，人之根本也，根绝则茎叶枯矣。"（《难经》）气在人的生命活动中的重要性可见一斑，不论平秘阴阳、血脉相养相生、人的死生安危，都与气有着密不可分的关系。凡外伤一般必然引起人体内气失常或运行不畅。主要表现为气滞、气闭，气虚脱等现象。气滞是指因为伤气引起的气机不畅，可表现为窜痛、气闷、心烦等等；气闭常是因突然伤气而致气机堵塞，出现晕厥，以致不省人事；气虚脱常为剧烈疼痛引起脸色苍白、四肢冷厥、汗流如雨、脉细无力等虚弱症状。

伤血：

人的机体离不开血脉的濡养，所谓："血和则经脉流行，营复阴阳，筋骨劲强，关节清利矣。"（《灵枢·本藏》）血脉循经络而行，当外力伤及经络血脉，破坏、阻碍了血行之道，使血脉不得循经流注，就会造成损伤出血或瘀血停滞。严重者可能大量出血以致虚脱，生命不保。

"气为血之师，血为气之母。"气与血密不可分，所以一般很少单纯伤气或伤血，往往都是气、血二者同伤。

伤脏腑：

外伤严重时常常可以伤及脏腑。如头部受伤常导致颅脑损伤，胸部受伤常导致肺损伤，腹部受伤常导致肝脾肠胃损伤。内脏损伤后都会引起相应脏腑的症状。严重的可引起内脏破裂、出血，以致休克，其病情发展迅速、凶险。脏腑受伤在内伤中通常比伤气、伤血严重。

三、伤科的治疗原则

我在长期的伤科治疗实践中，遵循的依然是中医伤科的基本治疗原则，即"局部与整体兼顾""外伤与内损并重"。

伤科疾患从表面看虽是外来力量造成的局部性以筋骨为主的损伤，但势必导致人体内部气血、经络、脏腑的损害，引起功能紊乱，一系列内损症状就会接踵而至。这就是前面已经提到的"肢体损于外，则气血伤于内，营卫有所不贯，脏腑由之不和"。这段话明确地指明了局部的损伤和整体功能之间的密切关系，即局部与整体、外伤与内损的相互影响、相互作用的关系。

在《沈氏尊生书·杂病源流犀烛》一书中，作者沈金鳌（清代）对这个问题曾有过详尽的阐述。沈氏说：

"跌扑闪挫，卒然身受，由外及内，气血俱伤病也。凡人忽跌，忽闪挫，皆属无心，故其时本不知跌有闪挫之将至也，而忽然跌，忽然闪挫，必气为之震，震则激，激则壅，壅则气之周流一身者，忽因所壅而凝聚一处，是气失其所以为气也。气运乎血，血本随气以周流，气凝则血亦凝矣。气凝在何处，血亦凝在何处矣。夫至气滞血瘀，则作肿作痛，诸变百出，虽受跌又闪挫与一身之皮肉筋骨，而气既滞，血既瘀，其损伤之患必由外侵内，而经脏腑并与俱伤，其与病有不可胜言，无从逆料者矣。至于打扑，有受人谴责者，有与人斗殴者，虽不尽无心，然当谴责斗殴之时，其气必壅，其血必凝，固与跌扑闪挫无异也。故跌扑闪挫，方书谓之伤科，俗谓之内伤，其言内而不言外者，明乎伤在外而病必及内，其治之之法，亦必于经络脏腑间求之，而为之行气，为之行血，不得徒从外涂抹之已也。"

我在长期伤科治疗实践中，接触到病人时，既注意体表的损伤，也注意内损的情况，不只是头伤医头，脚伤医脚，而是按照传统医学的治疗原则，通过对阴阳、表里、寒热、虚实八纲的分析，辨证施治。既要针对实际损伤选择外治法，如校骨正骨、推拿按摩、点穴发气，药物洗敷等等，又要实施内治法，采用药物内服的办法，散瘀止痛，和血理气，调阴调阳，补益扶正。这就是兼顾局部与整体、外伤与内损同治的原则。不因患者局部症状明显，就只注意局部的治疗，而忽视对整体与内部损伤的重视。只有建立在整体辨证施治认识上的内外兼顾的治疗方案，才可能收到比较好的治疗效果。

四、治疗方法与药方

伤科疾患往往需要及时抢救，包扎止血，骨折者还需接骨复位；对局部损伤的治疗，还有种种办法，如推拿疗法、点穴按摩疗法、针刺内炼疗法等。以上这些不准备在本章进行阐述，我只着重介绍一些筋经功秘传外用与内服的药方。我在治疗伤科疾患时，除内服法外，多采用外用敷药的方法，因为敷药能直接作用于患处，使局部皮肤吸收渗透药力，促进皮肤血管扩张、经络疏通和气血调和，故收效快，对于其他部位也没有影响或影响较小。而且不像内服药那样严格，不受病人的体质、旧病等的限制，因此用药范围也就更加广泛。我将自己多年在医疗实践中使用的一些方药，包括汤药、药酒、丸散等提供出来。这些药方经数十年实践验证，均有明显疗效。

（一）内服汤药

内服汤药主要采用活血祛瘀药，配以行气理气等药，适用于跌打损伤所致的血行不畅或血行瘀滞所致的内外伤（骨折、瘀肿疼痛，及痹症血行不畅等等）。汤剂起效较快，"汤以药之，治大病用之"，并且易于加减变化，只要血行得以通畅，瘀滞得以消散，则可获得通经止痛，消肿散瘀之效。以下药方仅供参考，具体使用请遵医嘱，根据患者情况辨证施治。

1. 内服药方之一

细辛 15g	杜仲 20g	故脂 25g	怀牛膝 25g
苍术 20g	赤芍 15g	陈皮 15g	祖丝麻 10g
木瓜 20g	桂枝 20g	川芎 30g	制川乌 15g
当归 15g	天麻 15g	甘草 15g	

用法：每剂服二日，日服二次，水煎，童便二杯冲服。

2. 内服药方之二

红花 9g	碎补 9g	龙骨 6g（火煅）	三七 9g
当归 9g	桂枝 6g	川芎 9g	桃仁 9g
灵杞 9g	甲珠 9g	乳香 9g	没药 9g
广香 9g	甘草 5g		

用法：同上

3. 跌损吐血方

壮味 10g	芥穗 10g	蒲黄 10g	杏仁 10g
当归 10g	生地 15g	麦冬 15g	百合 15g
贝母 10g	降香 10g	红花 5g	鹿含草 10g
牛膝 10g	藕节 20g	茅草根 10g	茜草根 10g
甘草 3g			

此方适用于跌打损伤后出现吐血的患者。

用法：根据患者伤情轻重酌情增减，每剂服二日，日服不超过三次。

4. 还魂方

红花 5g	乳香 10g	没药 10g	灶心土 20g
当归 15g	血竭 10g	白芷 10g	土鳖虫 10g
白蜡 5g	虎骨 25g	甘草 3g	石菖蒲 10g

此方用于跌打重伤后昏迷不醒者，水煎服，二日一剂，日服二次。

5. 跌打散瘀方

当归 25g	泽兰 20g	赤芍 10g	青木香 10g
红花 5g	丹皮 15g	大黄 5g	车前草 10g
猪苓 10g	黄柏（酒炒）15g	桃仁（去皮尖）5g	甘草 3g

此方用于跌打伤肿、瘀血凝集、大小便不通等症。二日一剂，日服二次。水煎后加白酒 25g 冲服。

6. 活血祛瘀方

大黄 10g	当归 25g	柴胡 5g	石枣子 10g
土鳖 15g	花粉 10g	炒甲珠 5g	一支箭 5g
炙甘草 5g			

此方用于跌打止痛，活血祛瘀。二日一剂，日服二次。水煎后加白酒 50g
冲服。

7. 回生汤

人参 40g　　　　沉香 15g　　附子 15g　　　　丁香 3g 菖蒲 20g

此方用于损伤出血过多而引起的血虚昏迷，水煎浓汤灌之即醒。

（二）内服药酒

内服药酒通常以白酒作为溶剂浸泡药物，其特点主要在于酒助药力，使药
效更容易发挥，饮用方便，且久贮不坏，外用涂擦也有一定的疗效。对于久病
损伤尤宜，尚可配入滋补强壮等药。

1. 跌打药酒

当归 15g	三棱 10g	广七 15g	制马钱子 10g
红花 10g	桂枝 10g	苏木 10g	内红肖 15g
泽兰 10g	乳香 10g	没药 10g	蒲公英 10g
血竭 15g	自然铜（醋淬）30g	五加皮 50g	秦艽 30g
茜草 30g	川芎 15g	地鳖虫 15g	甘草 5g

此方用于全身性的跌打损伤。

用法：将药研为细末，装瓶内，用老陈酒浸泡 7 日后可用。日服三次，每
次服 15~25g。

禁忌：服药期间忌房事，孕妇禁用。

2. 万应跌打药酒

当归 30g	红花 30g	川芎 30g	五加皮 20g
虎骨 50g	牛膝 30g	赤芍 20g	皂角刺 30g
天麻 30g	半夏 30g	草薢 30g	灵仙根 30g
秦艽 30g	续断 30g	薪术 30g	香附子 30g
桃仁 30g	防风 30g	泽兰 20g	穿山甲 40g
乳香 30g	杜仲 30g	桂枝 30g	桑寄生 30g
枸杞 25g	羌活 20g	没药 30g	木瓜 30g

碎补 30g	三棱 30g	丹皮 20g	川乌 30g
藓皮 30g	巴戟 30g	苡仁 30g	草乌 30g
独活 30g	故纸 30g		

此方用于消肿止痛，活血化瘀，适用于一切跌打损伤。

用法：以上各药用白酒 5 斤浸泡 15 天可用，每日早、中、晚各饮一次，每次 15~25g。

禁忌：服药期间忌房事，孕妇忌用。

3. 接骨丹

当归 50g	沉香 20g	麝香 5g	煅猴骨 20g
海茅 50g	三七 20g	朱砂 15g	碎骨精 50g
血竭 15g	木香 10g	碎补 30g	自然铜（醋淬）30g
乳香（去油）30g	没药（去油）30g	黄蘗 20g	制虎骨 30g
红花 10g	金星蛤蟆 40g	土鳖虫（酒炒）10 个	

此方用于骨折手术复位固定后续骨生新、活血化瘀、消肿止痛。

用法：将药研为细末，日服三次，每次 2~3 钱，用白酒 15~25g 加童子便一杯吞服。

禁忌：服药期间忌房事，孕妇忌用，心脏病人禁用。

（三）内服丸药

内服丸药，可以预先制备，服用、保存、携带都较方便，对于损伤较久或较虚弱者为宜。有吸收缓慢、药力执久的特点。中医认为"丸药缓也，不能速去之，其用药之舒缓而治"，就是这个道理。

内服丸药处方

三七 50g	桃仁 50g	大黄 50g	雄黄 50g	泽兰 50g

此方用于跌打损伤后脏腑受损引起的呼吸疼痛、吐血及一切伤后瘀血作痛病。

用法：将药研末调糊成丸，每丸约重 5 分。服用时每丸用烧酒 5 钱浸泡 2~3 分钟后，用酒吞服，不饮酒者可用开水吞服。身体强壮者每次服一丸，每日不得超过三次，体弱及老幼酌减。

禁忌：孕妇忌服。

（四）外用药酒

跌打损伤外用药物多以药酒形成，因为酒本身有促进气血运行之效，配成药酒可激发药物行气、通络、消肿、镇痛之力，所以适用于跌打损伤外用。

1. 外用药酒方之一

当归 20g	血竭 30g	木香 5g	双龙七 20g
乳香 10g	没药 10g	独活 10g	藏红花 10g
羌活 10g	虎骨 10g	肉桂 10g	制川乌 10g
六汗 30g	白芷 10g	甲珠 25g	制草乌 10g
厚朴 10g	杜仲 10g	玄胡 10g	炒大茴香 10g
广木香 15g	自然铜（醋淬）10g		刺五甲皮 20g

此方用于陈旧性扭挫伤、能舒筋活血、止痛去瘀、祛风除湿。

用法：此药可外用又可内服，外用即擦受伤处，内服每日三次，每次10~15g。

2. 外用药酒方之二

三七 15g	当归 10g	红花 10g	生川乌 15g
乳香 15g	没药 15g	川芎 10g	生草乌 15g
狼毒 30g	碎补 10g	羌活 10g	生半夏 30g
独活 10g	桂枝 10g	五加皮 10g	透骨消 15g
独眼七 10g			

此方用于各种类型跌打损伤伤未破皮者，擦用，能止痛消肿，活血化瘀。

用法：将各药放入瓶内，用酒浸泡 10~15 天之后即可开始使用。用药时先将伤处洗净，擦干，然后将药酒遍擦于伤处，待其自干。一日可擦数次，严禁内服。

3. 舒筋活血酒

麝香 1.5g	当归 40g	川芎 15g	南木香 10g
乳香 15g	没药 15g	羌活 15g	尖贝母 15g

厚朴 15g	草乌 15g	荆皮 40g	白芷 40g
独活 15g	续断 15g	生香附 15g	虎骨 15g
甲珠 15g	木瓜 15g	小茴香 15g	血竭 15g
上安桂（去皮）15g		自然铜（醋淬）15g	

此方用于跌打损伤引起的瘀血停滞，有明显肿痛者可以外用；陈旧伤痛及风寒湿痹、血滞筋脉不舒等，也可内服。

用法：将各药研为细末，外用，擦伤处。皮肤已破者禁用。内服可用药末25g泡酒1斤。服药酒时，将酒瓶摇晃，连渣一并服用。成人每次服药酒15g，早晚各服一次，剂量可随体质强弱加减。

禁忌：孕妇及有热者忌服，皮肤过敏者慎用。

4. 附跌打青肿洗方

荆芥 10g	防风 10g	羌活 10g	透骨消 10g
独活 10g	芥梗 10g	祁藏 10g	一支蒿 10g
川芎 10g	赤芍 10g		

此方凡跌打青肿而未破皮者均可使用。

用法：将以上各药熬水煎洗，一日三次。重者洗二至三日，轻者洗一日即愈。

（五）跌打骨折内外伤散剂

中医认为"散者散也，去急病用之"，说明散剂吸收快，起效快，所以跌打骨折内外伤散剂均常用。散是将药物碾研，成为均匀混合的干燥粉末，既可内服也可外用，有制作简便，便于服用、携带，节约药物，不易变质等优点。

1. 万应接骨散

三七 30g	碎蛇 20g	当归 30g	舒筋草 30g
红花 30g	血竭 20g	桂枝 20g	伸筋草 30g
降香 20g	续断 30g	虎杖 30g	桑寄生 30g
牛膝 30g	莪术 30g	羌活 30g	骨碎补 30g
独活 30g	川乌 20g	草乌 20g	山甲（火煅）20g
乳香 25g	没药 25g	血通 30g	血竭 30g

茜草 20g	土鳖虫 20g	
玉草 30g	石瓜子 30g	赶山鞭 30g
巴海 30g	九节莲 30g	箭杆风 30g
一支箭 20g	透骨消 30g	巴岩姜 30g
花脸王 30g	一枝藕 30g	

此方用于一切跌打损伤、骨折。

用法：将各药研成粉末，用三分之一泡酒，外擦。另三分之二另分包，用热酒调敷伤处，24小时一换。分量可按受伤部位大小而定。

2. 活血散

乳香 25g	没药 25g	羌活 15g	南木香 10g
厚朴 15g	川乌 5g	草乌 5g	尖贝母 10g
白芷 40g	麝香 5g	当归 40g	紫荆皮 40g
川芎 25g	独活 25g	续断 25g	生香附 25g
甲珠 15g	血竭 25g	木瓜 25g	上安桂 15g
自然铜 25g	真虎骨 25g	小茴香 15g	

此方用于跌打损伤、瘀血停滞、肿痛者。陈旧伤痛及风寒湿痹、血滞筋脉不舒者也可外敷或内服。

用法：将药研为细末，内服用药粉 25g 泡酒 1 斤，服药时摇荡酒瓶，连渣并服。成人每次服药酒 15g，早晚各服一次，体弱者剂量可酌减。外用时用开水调药为糊状，用厚皮纸贴敷患处，敷药如铜钱厚，轻伤宜薄，重伤稍厚，隔一至二日换药一次。

禁忌：孕妇及有热者忌内服。

3. 接骨散

当归 40g	白芷 20g	续断 30g	生血竭 15g
川芎 25g	草乌 25g	蜣螂 25g	伸筋草 15g
乳香 40g	没药 40g	土鳖 25g	小茴香 20g
三七 50g	虎骨 30g	苏木 20g	自然铜（火煅）30g
碎蛇 15g	海马 15g	木瓜 20g	生大黄 20g
青皮 20g	草乌 20g	甲珠 30g	五加皮 20g

柴胡 20g	羌活 15g	泽兰 25g	明雄 15g
桃仁 20g	木通 15g	血通 15g	桂尖 25g
杜仲 25g	茯神 25g	甘草 15g	麝香 5g

此方用于跌打损伤、骨折、肿痛、瘀血停滞，用后可接骨生痂，增强身体修补能力。

用法：将药研为细末，同活血散外敷法。一般骨折可与活血散各等分调匀外敷；骨折后期可单用本散调敷。

4. 郁筋散

川乌 50g　　草乌 50g　　南星 100g　　天麻 100g　　白芷 150g

此方用于跌打扭挫伤、气滞血瘀者。

用法：将药研为末，加面粉与药粉各半和匀，再用火酒加热调药敷患处。

5. 金银散

金银花 50g　　降真香 50g

此方用于跌伤、创伤、刀伤。

用法：将药研为末，用瓷瓶收贮。用药时用口津调药敷创口，切勿沾生水，经 7 日后结痂自愈。

6. 逐瘀散

木通	血通	准通	香通	花通	桃仁
当归	乳香	没药	续断	川莲	故纸
地五甲	藤五甲	利五甲	红五甲		
舒筋草	伸筋草	赶山鞭	百花蛇草		
威灵仙	制川乌	制草乌	制马钱子		

各药剂量一两

此方用于散瘀、活血、消肿、镇痛，对于关节痛者尤有奇效。

用法：将各药研为末，每一斤药末加栀子末半斤，再按季节加入生二乌米（春季加 3 两，夏季加 2 两，秋季加 4 两，冬季加 1 斤即成）。

用药时以药 1 两加白芨末 2 钱，鸭蛋清 1 个，再加少许冷开水调匀敷患处。

7. 正骨散

制马钱子 5g　　红合 5g　　地五甲 5g　　　（红合：红百合的根）

此方用于一切骨折，尤对粉碎性骨折效果良好。

用法：将药研为细末。粉碎性骨折每次服 8 分，一般骨折每次服 4~6 分，小孩减半。睡时用酒、水各半送服。孕妇忌用。

反应：服药后一小时，骨折处发生疼痛，骨响，肌肉掣动，经历时间约 20 分钟即消失。如无上述反应则骨折处已愈合。

8. 消瘀散

血通 100g	木通 100g	当归 100g	红花 125g
桃仁 25g	生地 150g	血竭 125g	槟榔 125g
荆芥 100g	没药 100g	丹皮 100g	甘草梢 100g
木香 100g	乳香 100g	川芎 30g	黄芩（炒）100g
香附 100g	神曲 100g	苏木 125g	

此方用于一切骨折、跌打损伤、肿胀疼痛。

用法：将药研为细末。成人每次用开水服 5g，儿童及老年减半服。每日早晚各服一次，直到消肿后停药。

9. 青城山仙传接骨方

A 方：

生半夏 200g　炮制六次即成。

第一次淘米水浸泡三日；

第二次盐水浸泡一日；

第三次醋浸泡一日；

第四次童小便浸泡一日；

第五次黄酒浸泡一日；

第六次姜汁水浸泡一日。

加黄芩 200g 共研为细末，老酒服下。若肿痛或换骨者用醋调外用，敷伤处即可。

B 方：

小公鸡一只（重五、六两连毛）。取五加皮 50g 同鸡一并捣烂为糊状敷伤处，一炷香时解下，后用山蟹 200g、白酒一碗，煎成膏贴之，再以大瓦松煎酒服，对骨折患者效果显著。

10. 接骨外敷散之一

碎肉精 50g	防风 20g	红根草 50g	然铜（醋淬）30g
皂荚核 30g	五加皮 20g	荆芥 20g	黄檗 30g
川续断 20g	乳香 20g	没药 20g	官桂 30g
白芍 20g	透骨消 50g	甘草 10g	

此方有接骨生新、消肿止痛、舒筋活血之特效。

用法：将以上各药研为细末。骨折处复位后，用热酒调匀敷患处，再用棉花夹片固定，包扎。每日用万应跌打酒浸一次。

11. 接骨外敷散之二

狗骨头 50g	透骨干 50g	海芽 50g	松香 30g
五倍子 30g	大风子 30g	蝉蜕 30g	

此方的作用是续骨生新、消肿止痛。

用法：将以上 7 味药研为细末，用白酒浸泡 10~15 日之后，再用药酒洗擦伤处。

禁忌：严禁内服。

12. 加味玉真散

天麻 50g	羌活 50g	防风 50g	白芷 50g
沉香 5g	藕节 10g	白附子（炒）50g	生南星（姜汁炒）50g

此方主治跌打损伤。凡跌打损伤，不省人事，无论伤口大小，是否溃烂，用此药敷伤口，效果特好，更有预防破伤风的功效。

用法：将以上药物共研为末，收于瓶内待用。使用时，先用盐水洗净伤口，然后用水调敷于伤口处。此药也可以内服，内服时用热酒冲服 10~15g，一日三次。不饮酒者，可用温开水冲服。

禁忌：孕妇忌用。

注：当患者清醒后，不必多服，因伤口损血太多，应以养血育筋为主，服用养血补气丸和加味八珍汤。

13. 止血愈合方

土鳖虫 12g	胆南星 15g	血竭 15g
没药 24g	升麻 15g	龙骨 9g

当归 9g	南红花 15g	川羌活 9g
螃蟹骨 9g	净乳香 30g	防风 15g
金丝毛 24g	三七 3g	白芷 15g
冰片 3g	菖蒲 9g	川芎 12g

马钱子 4 个（微炒）七叶一枝花 15g

此方适用于凡破皮流血不止、伤处青紫疼痛的外伤，疗效特佳。

用法：将以上各药共研为细末，入瓶备用。使用时，用老陈酒调敷患处，或用唾液调药敷患处。敷药后 5 分钟内即会出现血止痛减肿消之神效。此方经我多次试用验证，疗效突出。

14. 跌打新伤散

麝香 5g	三棱 10g	莪术 10g	山楂 10g
甘松 10g	小茴香 10g	细辛 10g	紫荆皮 10g
公丁香 10g	桂枝 10g	三七 15g	红花 10g
羌活 10g	独活 10g		

此方主治跌打新伤。

用法：将以上 14 味药共研为细末，在瓶内贮藏。日服三次，每次 10~15g，童子小便送服。

禁忌：服药期间禁房事，孕妇禁用。

第二节　痹　症

痹就是闭塞不通的意思。历代医书对痹症的论述很多，《素问》有言："所谓痹者，各以其时重感于风寒湿之气也。""卧出而风吹之，血凝于肤者为痹。""风寒湿三气杂至，合而为痹。"不少医家更明确地指出："痹者，闭也，邪闭而为疼也。"

根据这些论述，我们就可以为痹症下一个定义了：举凡人体机表经络受风寒湿邪的侵袭、阻闭，以致气血凝滞、运行不畅，引起人肢体的筋骨、肌肉、关节等部位发生疼痛、酸楚、僵硬、麻木、肿大、屈伸不利等症状，统称为痹症。

痹症是临床上的常见病，发病率很高。现代医学上所称的各种关节炎，主要指风湿性关节炎、类风湿关节炎，即属中医讲的痹症范畴。另外，各种肩、颈、腰、腿疼痛，包括脊椎病、骨质增生、肌纤维组织炎、软组织挫伤后遗症，以及多种全身肌肉筋骨疼痛，也都属于痹症范畴。

关于痹症的病因应当从"邪""虚""瘀"三个方面来探究。

首先是邪，邪即是指外来的邪气，一般指风、寒、湿。邪气侵袭人的机体致病，即前面所提到的"风寒湿三气杂至，合而为痹"，"重感于风寒湿之气也"。而邪气的产生，往往是由气候条件、生活环境所造成的。风邪则阳受之，寒则阴受之，湿则皮肉筋骨受之。阴阳皮肉筋骨俱受到邪气侵害，且留而不去，于是"痹症"乃成。

但是"邪气"只是外因，为什么在同样气候条件、同样环境生活的另一些人，或者同一个人在同一气候条件、环境中生活，不同时期受到风、寒、湿外邪的侵袭表现却不同？这里就涉及病因、病机的第二点——虚。

虚即指人的正气虚亏。它包括精、气、血、津液等的不足和人体调节功能的低下，这就是内因。"邪"这个外因只有通过"虚"这个内因才可能起作用。"虚"首先是指卫气的虚弱，因为卫气有保护体表、防御外邪侵入的功能。若卫气虚弱，抵御邪气的功能降低，则风、寒、湿邪势必乘虚而入，阻闭经脉，壅塞气血运行，痹症也就产生了。

第三，"瘀"也是造成痹症的重要内因之一。"瘀"即血瘀。指血液流行不顺畅或离经之血未消散造成的血瘀。痹症的血瘀主要在机表经络之间。这就是"瘀血至痹"。一谈起痹症大家往往重视风、寒、湿邪的侵袭，这自然是对的，但一些人却忽略了"瘀"在"致痹"这个问题上的重要作用。我接触过很多痹症病人，相当多的人都有"外伤史"，或局部闪挫，或遭受外力打击，或碰撞摔跌。总之，都有过跌打损伤的情况。虽然经伤科治疗之后，急性肿胀疼痛等症状已经消失，但以后往往因气候变化或感受风、寒、湿等外邪，于是重新出现局部沉重、麻木、胀痛等典型的痹症症状。

究其原因，多是跌打损伤后治疗不及时或治疗不彻底。当跌打损伤后，人体局部经络组织损伤，造成血行不畅，或者血溢脉外，留滞局部，余邪潜伏。

迁延日久，势必使得筋脉肌肉失养，抗御外邪的能力降低，风、寒、湿邪气就乘虚进入，当然就会更加重经络的闭阻，导致痹症的发生。正是从这一点出发，我认为痹症与伤科关系密切，所以和伤科一并探讨。

痹症不仅是一个常见多发病症，而且是一个顽症，给病人带来极大的痛苦。尤其要指出的是，痹症虽初发于人体的筋骨、肌肉和关节，但人的机表经络于脏腑相连，如痹症病情绵延，久而不去，则势必造成脏腑的病变。诸如肺痹、心痹、肝痹、脾痹等等，病情也就复杂深沉了，大大增加了治疗的困难。痹症又有各种分类，有以病因来划分的，有以临床症候特征来划分的，也有以机体组织来命名的。这里不一一叙及。无论怎样划分类别，都大同小异，均出不了《内经》所述痹症的范畴。痹症要根据其性质、部位、病史、病因，综合辩症地施治。用药多以驱邪、除湿、散寒、活血、通络为主，也即是达到疏通经络，畅达气血的目的。同时兼顾内治，实者攻之，虚者攻补兼顾。现将我治疗痹症的主要药方开录于后：

一、内服风湿药酒方

1. 风湿药酒方

五加皮 15g　　防风 15g　　千年健 15g

威灵仙 15g　　二活各 15g　　苍术 15g　　松节 15g

升麻 15g　　续断 15g　　川草乌各 15g（炒黑）

牛膝 15g　　薏米 15g　　桑枝 15g　　白芷 15g

泽泻 15g　　秦艽 5g　　红花 15g　　木瓜 15g

当归 15g　　猪苓 15g　　川芎 15g　　红心夜含树皮根 15g

火葱根须 15g　　甘草 10g

此方用于风湿痹痛、两脚萎弱、筋骨疼痛及关节红肿或肌肉麻痹。

用法：泡白酒 3 斤，一周后服用。每次服一至二两，一日三次。

2. 治瘫药酒方

还魂草 20g　　舒筋草 30g　　箭杆风 15g　　钩藤 15g

兔耳风 30g　　南舌风 10g　　石楠藤 15g　　锯锯藤 30g

| 红枣 10 枚 | 木通 30g | 松节 30g | 桂枝 25g |

石岩姜 100g

此方主治风湿性四肢瘫痪症。用法：每日服二次，每次服一两。

3. 风湿关节药酒方

麻黄 10g	破故纸 15g	龙胆草 10g	海桐皮 10g
伸筋草 10g	海藻 10g	乳香 25g	没药 25g
煅然铜 20g	全当归 15g	川芎 15g	雄片 15g
碎补 10g	川乌 10g	草乌 10g	五加皮 15g
千年健 10g	续断 10g	月月开 15g	

此方主治慢性风湿关节炎。

用法：将以上各药生用捣烂，泡白干酒 3 斤。将药酒一大杯炖热，擦患部，一日二次，每天擦不间断。

禁忌：此药酒有毒，只能外用，千万不能内服。

二、内服风湿汤药方

1. 风湿药方之一

苍术 25g	牛膝 20g	黄檗 25g	乳香 20g
玄参 40g	当归 20g	白芍 40g	荆皮 10g
防风 15g	防己 15g	鳖甲 40g	鲜石斛 50g

此方适于患部红肿疼痛，活动受限制之风湿痹症。

用法：水煎服，一日三次，一次一小碗。急性发作时，无论病情轻重，效果均突出。

2. 风湿药方之二

当归 25g	黄檗 25g	防风 15g	白芍 50g
牛膝 25g	防己 25g	甘草 15g	橘络 15g
炙龟板 40g	苍术 5 分	薏米 40g	知母 20g
木瓜 25g	伸筋草 50g		

此方适用于风湿性肌肉萎缩、拘挛不能屈伸者。用法：水煎服，一日三次。

3. 游走性风湿痛方

秦艽 12g　　　楠藤 12g　　　独活 12g　　　丹参 12g

银花 12g　　　钩藤 12g　　　生地 12g　　　慈竹枝节 12g　　松节 12g

此方适于风寒湿痹之风重者。肢节游走疼痛，但无红肿、无热者方可使用。

用法：水煎服，每日三次，每次服一小碗。

三、头风痛方

佛手柑（不拘新旧都可用）一枚

此方对于头痛时发时止、有所感触即发者有效。

用法：将佛手柑切开，取鸭蛋一枚煮熟切成两半，放入佛手柑内，乘热贴在两太阳穴上包紧，三次即愈。

四、中风后遗症方

熟地 40g　　　零皮 15g　　　　抗巴戳 20g　　　石斛 15g

菖蒲 15g　　　远志 5g　　　　　五味子 6g　　　麦冬 20g

茯神 15g　　　肉花蓉 15g（酒洗）　上桂 7g　　　白附子 15g

此方适用于老年人中风后语言错乱、手足麻木、口流涎水者。

用法：水煎服，一日三次，每次服一小碗。

第七章 医以道行，道以医显

综观道教内炼功夫，虽体系庞大，功法多样，但总的特征是以内炼为核心的修炼，以内丹为最典型代表。此外，尚有以调心为主，虚静坐忘的「炼神」类内炼；以调息为主的闭气、胎息等呼吸吐纳的「服气」类内炼；以观想、存思为主的「存神」类内炼；以守一、意守等以意念修炼为主的「守窍」类内炼。

筋经功熔武术、道家内炼、传统医疗于一炉，长期修习，不仅可以使练功者自身内盈充实、身体强健、祛病延年，而且还能以此为基础，结合手功（点穴按摩）、诊法、药物等相应措施，为他人诊疗病患。由于筋经功有着深厚的道家渊源，故在医疗应用方面，它被归入道医行列，以下就道医和筋经功的医疗分节介绍。

第一节　医道同源互济

"道医"一词，为近世对道家医学或道教医家之称谓。在中华传统医学中，道医是一支有着鲜明特色的重要流派。道医以其独特的医疗技术和显著疗效，千百年来，获得人们的热情赞誉与崇敬，在祖国传统医学中占有特殊的地位。

在中华传统文化系统中，道家文化与中医文化是两支绚丽的并蒂莲，有着极为紧密的联系。道教这一土生土长极富民族特色的宗教，一般认为具有这样一些主要特征：它以远古以来的民间信仰为基础，以长生不死的神仙学说为理论核心，以道家哲学、阴阳五行学说、易学理论及谶纬、占星、巫术等为组成部分，以宗教生理学说及神形并炼的修为方法指导其宗教实践，形成一种现实主义色彩浓厚的自然宗教。

道教的上述基本特征，集中反映在道教医学上，这就使得道教医学与中国传统医学有着许多同根同源之处，如它们都以追求人体生命的健康与延长为目标，以道家思想、易经理论、阴阳五行学说为指导思想，以精、气、神及经络理论为共通的生理学说等。这就使得中医与道医在很长的历史时期内同源互济，互生共存，结成了医以道行、道以医显的血肉关系，在相当长时间内形成医道一体、亦道亦医的状况。

从二者的历史发展来看，它们共同发源于上古原始巫术文化的母体。商周以后，在上古学术文化的黄金时代春秋战国时期，它们以道家经典《老子》学说、《易经》及阴阳五行哲学作为共同的思想渊源与哲学基础。虽然中医的形成较道教宗教体系最后形成的东汉末年要早许多，但作为道教的前身——道家神仙方术之士和黄老道，则早在先秦便已有较多的出现。先秦至秦汉之际的医者与神仙方士，常常是互生共存、亦医亦道，可谓医道一体。上古名医苗父，以祝由为主要医疗手段，中古名医俞跗，主要以按摩穴位治病，这些多是采用神仙方术之士的手段与方法。医道一体的现象，不仅存在于先秦两汉，道教体系正式建立之后，更出现许多集医、道于一身的大家，如东晋抱朴子葛洪、南朝陶弘景、唐代号称"药王"的孙思邈等，即使许多未曾入道的医家，也多喜好、精研道术，明末大医李时珍亦"幼以神仙自命"（顾景星《白茅堂集》卷三十八）。

医道互济或医道一体，对中医学的发展起了巨大的促进作用。代表中医最大特色的经络学说是如何发现与建立的？这个以内证与感悟而达到对人体的形而上的机能的认识，恐怕与神仙方士的内炼体验分不开。马王堆汉墓出土的西汉帛画《导引图》这一古老的医疗文献，与《庄子》描绘的"导引之士、养形之人"的"熊经鸟伸"有直接的渊源。中医最重要的经典《黄帝内经》，不仅其主要思想贯穿道家哲学，而且此书的整理与注解更与唐代道家学者启玄子王冰的功劳分不开。至于道教医家对中医方剂学、本草学的巨大贡献，从葛洪、孙思邈等人的著述中得到充分体现。中医学中的针灸、按摩、导引、点穴、行气及祝由科等，更多是对道教医学的直接汲取与采纳。

在医道一体的发展过程中，道教医学的内容几乎涵盖中医的各门类与各方面，举凡本草、方剂、针灸、按摩、导引、祝由，无不属于道教医学研究的对象及治疗的手段，这在道教大量经典中有关医学内容及历代著名道教医家的著述中，均有充分的反映。因此，可以说在宋元以前，道教医学是与整个中医同步发展的。

医家与道家的逐渐分流并形成各自的重点与特色，大致为宋代以后。主要的表现是中医在理论研究方面有了巨大的发展，出现了众多流派，正如《四库全书》编者所评述的："儒之门户分于宋，医之门户分于金元。"所谓"金元四大家"——"寒凉派"的刘完素，"攻下派"的张从正，"温补派"的李东垣，"滋阴派"的朱震亨，把中医的病理学、治疗学、方剂学发展到一个新的高度。至明末，医学家吴又可创温病学说。清代中医学术又有较大发展，出现了叶天士、薛雪、吴鞠通、王孟英所谓"温病四大家"。

总之，宋以后，中医病理、治疗学的发展形成以方剂、汤药为最主要的治疗手段。值得注意的是，此一时期中医理论的巨大发展，把病理学、医理学、方剂学推向新的高度。在这一过程中，道医的参与及影响大为缩小，表明此时道医注意的重点已非中医的病理学以及方剂汤药，而是紧密结合道教内丹养炼术的发展，使道家医学侧重于养生、内炼、导引、按摩，以及符箓、祝禁等方面，并由此而逐渐形成中国道教医学的特色。

尽管两者在宋以后的总体发展趋势与基本特色各有侧重，然而中医中亦有擅长内炼、按摩的能人，道医中亦不乏精通方剂、汤药之高手。医、道互渗的情况依然存在。这不仅因为两者根本性质有一致之处，也在于中华传统古代文化的各分枝常常是相通与互渗的。

第二节　炼丹术与道医丹道

道教炼丹术（外丹）已有近两千年的历史，起源于道家对神仙不死之药的追求。陈国符《道藏源流考》指出："我国金丹术和黄白术，可溯源至战国时代燕齐方士之神仙传说与求仙药……及前汉，始有金丹术与黄白术之发端。"《史记》记秦始皇曾多次遣方士入海求不死之药。至汉代，黄白之术兴起。此时炼丹术分为金丹术和黄白术，金丹术是以各种金石药物的炼制希图得到一种"长生仙药"，即"金丹""仙丹"。黄白术是因黄金白银得之不易，故术士希图通过药物的炼制使铜、铝、锡等金属转变成黄金、白银。炼制金银的目的并非为了发财，而是当时人们认为金、玉等物质不朽，以之为药，人服之亦可不朽，以致长生。葛洪《抱朴子·金丹》注："夫丹之为物，烧之愈久，变化愈妙，黄金入火，百炼不消；埋之，毕天不朽。服此二物，炼人身体，故能令人不老不死。"又《仙药》："服金者寿如金，服玉者寿如玉也。"

为了与后来道教内炼之"内丹"相区别，炼丹术又被称为"外丹"。自汉代至唐宋千余年间，道教术士对炼丹术做了大量的研究与实验。当然，"不死金丹"没能炼出来，铅、锡之类也不可能变成真正的黄金白银，但道家炼丹术对古代的化学和药物学的研究，却做出了巨大的贡献。

唐代为道教炼丹术之鼎盛期。唐代帝王多崇奉道教，信仰金丹，把炼丹术的研究提高到一个新阶段。首先是理论的繁荣，提出了"自然还丹""临炉火候""药物相类"等丹道理论；并产生外丹诸流派：主张金砂服食的传统派，主张铅汞大药的时兴派，以及晚起的硫汞转炼合成派等。唐代丹家辈出，著名道教医家药王孙思邈亦精于炼丹术。《云笈七籤》收有孙思邈《太清丹经要诀》，记有"神仙大丹异名三十四种""神仙出世大丹异名十三种"和"非世所用诸丹等名有二十种"。

值得注意的是服食成仙之说在唐代开始动摇，孙思邈炼丹的目的多从研究药物以"救疾济危"。他在《太清丹经要诀·序》中写道："但恨神道悬邈，云迹疏绝，徒望青天，莫知升举……岂自衒其所能趋利世间之意，意在救疾济危也。"他所炼制的太一玉粉丹、小还丹、艮雪丹、赤雪流朱丹都用于治疗疾病。关于"太一神精丹"他写道："余以大业年中数以合和，而苦雄黄、曾青难得，后于蜀中遇雄黄大贱，又……大获曾青……遂于蜀县魏家合成一釜，以之治病，神验不可论，宿症风气，百日服者，皆得痊愈。""太一神精丹"由丹砂、曾青、雄黄、雌黄、磁石、金牙组成，利用磁石等氧化剂从雄黄、雌黄中制取含砒霜的丹药治疗疟疾。孙氏针对疟疾不同症状详细规定了药物剂量及服法。孙氏用含砒霜之药物治疗疟疾，较之欧洲18世纪末用砒霜治疟疾早上千年，在药学史上有着十分重要的意义。孙氏的研究标志着道教炼丹术与医学的结合，把炼丹的目的引向了正途。

道教炼丹术向医药疗疾方向的转化，是历史的必然。因金丹成仙之说不但从没实现，而且因服丹求仙反而中毒致病丧命的事屡见不鲜。唐代帝王中即有不少金丹中毒者。唐太宗本来不信神仙，但晚年却一心想长生，"发使天下，采诸奇药异石"。贞观二十二年（648）命天竺方士耶罗迩婆娑造延年之药，次年，因服此药而患暴疾死亡（《旧唐书·太宗记》《天竺传》）。唐高宗、玄宗仍笃信道教长生术，推崇丹药。唐宪宗因服丹药患狂躁疾，怒责左右。宦官陈弘志等人因怕被杀而弑宪宗。晚唐时唐武宗废佛倡道，《旧唐书·武宗本纪》记："帝重方士，颇服食修摄，亲受法箓。至是，药躁，喜怒失常，疾既笃，旬日不能言……是月二十三日……崩，时年三十三。"宣宗继位，不汲取教训，仍服丹药致病不能理政，数月即亡。唐代大臣文人学士中，服丹中毒者亦不少。宪宗时金吾将军李道古"服丹药呕血而卒"；德宗时检校左仆射李抱真服金丹而死；高祖时杜伏威饵云母被毒暴卒；文豪韩愈、诗人元稹等也因服食丹药早丧。

现实生活中血的教训使道教炼丹之士不得不重新认识外丹术的利与弊，促使炼丹术向药用疗疾方向转化。唐代治病所用之丹药渐渐增多，《太清石壁记》中有"造水银霜、朱砂霜……治疥癣、丁疱内痛、久瘘痔、蛇咬、牙痛"。唐末沈知言集《通玄秘术》，其自序称其丹法得自荥阳郑公，"皆是济世治疗人间一切诸疾延驻之门，并制服五金八石，点变造化，辟除寒暑，绝粒休粮……取箭拔镞"之法，书中载三生丹、青花丹、太阳流珠丹、黄庭丹、华盖丹、紫金丹、阴伏紫金丹、太阳紫粉丹……造花露粉、练花粉等数十种丹法要诀及治疗疾病。如"青花丹"主治"霍乱、肚胀、冷气"；"紫金丹"偏治五劳七伤……补益筋骨；"太阳紫粉丹治反胃、去癖，一切冷病"等。至于"花粉""服之甘美，生发明目"，其药物已不限于丹砂之类了。

宋元时期，道教内丹术兴起，外丹之作用进一步向医疗方向转化，宋代道家编集之《诸家神品丹法》六卷，对宋以前重要丹法加以汇集，其卷三有造黄芽法、制丹法、服药法、长寿真人素砂诀、换骨留形降雪丹、修丹制法、赤雪流珠丹法等等，均为医疗用丹药。明、清时期，中医丹药承继道家炼丹术进一步发展。康熙五十七年（1718）有师成子《灵药秘方》一书，收丹药方剂30个，为道教医家丹药专著。

清同治年间吴尚先著《理瀹骈文》，为中医外治疗法专著，作者说："其占卦之师见我，云我之前世为山中道士"，亦表明丹法与道教有渊源。现行中医丹药的炼制方法大体有升、降、烧三种，丹药组成有硫化汞、氧化汞、氯化汞等，皆由道教炼丹法衍化而来，成为中医外科主要药物。如"红升丹"，为氧化汞类药物，主杀菌、消毒。"白降丹"为氯化汞类药物，主杀菌、防腐。清末张觉人曾向贵州平越福泉山高真观丹道医家廖复阳学得"玄门四大丹"：乾坤一炁丹、混元丹、金龟下海丹、毒龙丹（《中国炼丹术与丹药》，四川人民出版社，1981年）。

明代崇祯年间，浙江杭州出了一位以丹药治病的名医，善治疮疡肿毒。这位得道家传授丹药之秘的医生叫姚应凤，据《钱塘县志》《杭州府志》等典籍记载，姚应凤青年时"诣齐云山，有老人卧大雪中，气窿窿如蒸釜状。应凤再拜求教，老人曰：若有缘，当授尔丹药之秘。应凤由是术大进，以疡医显"。古籍记他得道家传授丹药治疡外科神效之例甚多，如："抚军喻思恂，毒发背间，剧甚。召应凤至，刲腐肉二大器，敷以丹药，越二日，痛平。"

道医丹药治病，特别是治疗无名肿毒疮疡溃腐之外科疾病，提脓生肌，杀菌去腐，往往有奇效，成为祖国医学宝库中的一颗闪亮的明珠，是道教古代炼丹术在医学上的杰出贡献。

第三节　养炼术与道医内炼

中国道教以老庄哲学为思想基础，以神仙思想为核心，对长生不死的永恒生命的执着追求，促进了道教对养炼术的不断研究与提高。道教承继先秦以来导引、行气、服食、房中等各派方仙道术，经汉魏至唐代，其修炼术已形成体系。

汉末原始道教经典《太平经》详述了"守一""存神守真"等内炼养生方法。天师道（五斗米道）之重要秘典《老子想尔注》在修炼方面提出了"结精""炼气""养神""守戒"等内炼理论。东汉魏伯阳著《周易参同契》，被尊为"万古丹经之祖"，系统论述了内、外丹法之要诀。晋代医、道一体的大家抱朴子葛洪，参透道、医，综合佛、儒，提出"众术合修"学说，集道教养炼之大成，论述了守真、行气、导引、按摩、叩齿、咽津、辟谷、房中、服饵等多种炼养方术。相传由魏存华夫人传世之《黄庭经》一书，分《内景》与《外景》两篇，论述了道教修炼之生理、命理学说，奠定了道教医学的理论基础。南北朝时高道陶弘景著《养性延命录》，分类总述秦汉以来诸家养生内炼要旨，对前代各家加以容纳汇集。至唐代，道教内炼体系发展至一个新阶段，在药王孙思邈总结的导引、行气、存思、存神、练气、内视、禅观等功法基础上，钟离权、吕洞宾及陈抟等人提出并发展了道教"内丹"修炼理论，把道教修炼学说深入化、系统化。

至唐、五代时期，道教养炼体系产生了一个重要转折，即"服食成仙"的外丹术因不少人（包括唐代的几个皇帝）丹药中毒而招致否定，更促进了道教修炼向内丹方面深入发展。入宋元之后，随着医、道的分流，道教内丹修炼术有了更大提高，以阴阳变化、天人合一、形神并完的原则为指导，总结出了"性命双修"的修炼体系。所谓性命双修，乃指人体生命为两大部构成：曰性，曰命。性指心神，命指精气；性为精神意识，命为气血形骸。性命双修即形神兼炼，身心两全。清代刘一明《悟真直指》说："古真云：性命必须双修，功夫还要两段。盖金丹之道，为修性养命之道。修命有作，修性无为，有作之道者，以术延命也；无为之道者，以道全性也。"

修性、修命为修炼的两个方面，道教内炼功夫深入发展至宋元时期产生了"先命后性"的南宗与"先性后命"的北宗两大流派。南宗以张伯端及其《悟真篇》为基本思想，有所谓"南宗五祖"一脉相传。北宗为王重阳所创，又称"全真道"，代表人物有"全真七子"，其中包括著名的"长春真人"丘处机。南北二宗的内炼方法、步骤虽有不同，但其最根本的原理则是一致的，即经过调心、调息、调身等"筑基"阶段，由"炼精化气""炼气化神"到"炼神还虚"，成真登仙。

至明清时期，道教养炼日趋成熟，出现了张三丰、李西月等各具特色的丹法，尤其是伍守阳与柳华阳师弟创"伍柳派丹法"，冲破门户之见，取历代各家之长，熔释、道、儒、医为一炉。且说理深入浅出，易为人所信从，使道教养炼术有更广的流传与影响。

综观道教内炼功夫，虽体系庞大，功法多样，但总的特征是以内炼为核心的修炼，以内丹为最典型代表。此外，尚有以调心为主，虚静坐忘的"炼神"类内炼；以调息为主的闭气、胎息等呼吸吐纳的"服气"类内炼；以观想、存思为主的"存神"类内炼；以守一、意守等以意念修炼为主的"守窍"类内炼。而"内丹"内炼则是上述多种功法的综合运用与最上乘功夫。再加上导引、按摩、辟谷、服食等动静功法，使道教修炼更为全面与完善，其方法与理论对儒、佛、医、武诸家养炼功夫均产生了巨大的影响。

在道医与道士不分的年代，医者本质上还是道士，道家修行炼养为其本职。当道家养炼术的重点由外丹转向内丹，肢随体动，道家医学的发展也由外转内，从而与向医理、方剂等发展的中医分道扬镳。

道家修炼，其主要目的是使练功者自身通过炼精化气、炼气化神、炼神还虚，追求仙家真人的境界。内炼功夫达到一定程度，真气充盈，不仅身体强健，异于常人，而且此时如果用道力于某些疾病的治疗，收到较好的甚至神奇的效果，便是自然之事。

不少道医在医疗上的成绩获得人们的崇敬，如明代道医王金以医术获帝王赏识。王金为西安人，"年十七，遇道人坠水救归，敬事之。已，道人携入终南授以秘术，试辄验"。后被明世宗召入宫中，"并膺荣庞，历官太常，出入禁闼二十年"。（《开封府志》）

由此可见，道医之内炼治病，实乃道家修炼之副产物，是道家性命双修之养炼功能在医疗方面的表现。宋以后，内丹修炼成为道医的基本功，治病疗效更是以医者的道功深浅为主要凭借。

第四节　武术与道医伤科的发展

中华武术文化与宗教文化有着紧密的联系。早在南北朝时期，佛门的少林寺习武即已发端，而道家与武术也开始了交融。武术深受道家哲学影响，老庄"以静制动，以柔克刚""因敌变化，后发制人"的思想以及道家阴阳辨证、五行生克等思想，均成为武术技击理论的指导原则。武术中的太极拳、形意拳、八卦掌及峨眉、武当诸流派之技击理论，无不以道家思想为指针。在道教发展过程中，不少道士精习武艺，亦武亦道，除利用武术于乱世中自卫防身，保护道教庙观财产外，更借武术以习道法，使道家思想与武术相结合，形成宗教文化的一个重要特征。

道家与武术的紧密联系，主要体现在道门习武练武，道家而兼武家。晋代著名道教理论家葛洪即精通武术，《抱朴子·外篇自序》："少尝学射……昔在军旅，曾手射追骑，应弦而倒，杀二贼一马，遂以得免死。"葛洪自述曾练习多项武艺："又曾受刀盾及单刀、双戟，皆有口诀要求，以待取人，乃有秘法，其巧入神。若以此道与不晓者对，便可以当全独胜，所向无敌矣。晚又学七尺杖术，可以入白刃，取大戟。"可见葛洪掌握了刀盾、单刀、双戟等当时实战中常用武艺及棍法，学到一些较为高超的本领。葛洪青年时即学道，晋惠帝泰安年间，曾应召从军，并立下战功，获得"伏波将军"称号。战争平息之后，复返道门。可见当时不少宗教徒也参军服役，这也是道门尚武的一个历史缘由。

南朝时期著名道士陶弘景亦精于武艺，他一生经历宋、齐、梁三朝，早年出仕，后入山修道，因其学识渊博，深受帝王崇敬。其祖父陶隆、父陶贞宝均文武全能，善骑射，有力好武。陶弘景承其家传，亦"便马善射"，精研兵法，对刀剑有深入研究，著《刀剑录》，记历代名刀宝剑，自己"造神剑十三口，用金银铜铁锡五色合为此剑，长短各依洞剑术法"。陶氏亦喜炼宝刀，曾炼宝刀二口，"其一名善胜，一名威胜，并为佳宝"，献给梁武帝，受到嘉奖。

中国武术发展至宋代，渐趋成熟。此时，已开始形成各种拳法、流派，且出现了"十八般武艺"之说，表明武艺器械已多样化，在武术发展过程中与道家的关系进一步密切。特别是明代出现了有关张三丰与武当派武术的传说，把武当武术的首创者归于道士张三丰。

明代学者黄梨洲撰《王征南墓志铭》记下了这一传说："少林以拳勇名天下，然主于搏人，人亦得以乘之。有所谓内家者，以静制动，犯者应手即仆，故别少林为外家，盖起于宋之张三丰。三丰为武当丹士，徽宗召之，道梗不得进。夜梦元帝授之拳法，厥明，以单丁杀贼百余。三丰之术，百年以后流传于陕西，而王宗最著。"（《南雷文案》卷六）王征南为明末内家拳武术家，在这个墓志铭中记下了内家拳为道家张三丰所创，以致至今海内外许多太极拳社团仍供奉张三丰为祖师。这一传说虽无更多的史料来印证，但从内家拳及其体系中太极拳、形意拳及八卦掌等流派看，其拳法理论则多为道家思想。因此，其与道教有着紧密的联系是可以肯定的。

近世八卦掌传人董海川之传记亦叙董之拳法得之于道士："董公海川者，八卦掌传世之始祖也。世居文安城南朱家坞，生有神力，幼习技击，以武勇名乡里……尝访友于皖之江南九华山，迷途误入乱山中，得一道士而从之习打拳击剑之法，练神导气之功。凡其所传皆所未闻未睹者。"（《武当绝技》《董海川先生传》，吉林科技出版社，1988年版）

武术离不开杀伐搏击，其多种社会功能均与其技击性分不开，而技击则免不了伤人或自伤，因此，无论从武术的习练或实战看，武术均与对人体创伤的防护与治疗有紧密联系。所以，自古以来，习艺练武必兼习创伤治疗，武师多为伤科医师，武科与伤科成为不可分割的孪生姐妹，在历史的长河中共同发展。道家与武家相结合的另一结果就是促进了道医中伤科治疗的发展。这方面的典型代表是明代异远真人著《跌损妙方》，该书采经络学说子午流注原理运用于创伤的治疗，对骨伤科医术有重要价值。

晋代道家大医葛洪在伤科方面也有巨大的贡献。他论述了开放创口感染的"毒气"之说，强调早期处理伤口的重要性，他所主张并提倡的骨折和关节脱位用小夹板局部固定法和手术整复疗法，在中国骨伤诊断与治疗史上起到了划时代的开创作用。

他对胸腹内伤治疗，继承并发展了汉代《治百病方》之法，以活血逐瘀为主，创《桃枝汤》治堕落瘀血，以活血化瘀止痛。为防感染，葛洪以药水洗创口，再敷"神黄膏"，还制成多种金疮止血止痛之膏散常备急用。葛洪创造性地运用按摩牵引等手术于脱位、骨折等创伤的整复。《肘后方》载："治失欠颔车蹉开张不合方：一人以指牵其颐，以渐推之则复入。"这种治疗下颌关节脱位的方法至今还用于临床。葛洪在《肘后救卒方》中首次提出用竹板固定骨折法："肘后疗腕折，四肢骨破碎及筋伤蹉跌方：烂捣生地敷之，以裹折伤处，以竹片夹裹之，令遍病上，急缚，勿令转动。一日可十易，三日则差。"这种首先外敷上药，然后用夹板固定骨折疗法，成为中国医学千余年来治疗骨折的独特疗法，葛洪首创之功不可磨灭。其外用药修复骨折，续筋接骨，也是道医伤科的特色。

葛洪提出腰连腿痛是"肾气虚衰而当风卧湿"所致，他选用的方药，构成"独活寄生汤"，至今仍常用。《肘后备急方》载运用灸法："治卒腰痛、不得俯仰方：正立倚小竹，度其人足下至脐，断竹，及以度后当脊中，灸竹上头处，随年壮……或灸腰腿中七壮……治反腰有血痛方，捣杜仲三升许，和苦酒和涂痛上，干复涂，并灸足踵白肉际三壮。"这是治扭伤腰痛的方法。长于治疗腰腿病痛，亦是道医特色之一。

唐代著名道医孙思邈之《千金要方》为医家百科式巨著，在伤科方面，辑录了不少治伤药方，记录了孙氏治内伤的经验。以人尿治内伤至今仍为外科用药，《千金要方·备急》："凡被打损，血闷抢心，气绝不能言，可擘开口，尿中令下咽，即醒。"他还介绍了以泥土蒸热包熨损伤之法，有一定疗效。孙思邈还对针灸、按摩、导引等治筋骨痹症、风湿痹症进行了总结，其治扭挫伤腰疼痛的导引法是："正东坐，收手抱心，一人于前据摄其两膝，一人后捧其头，徐牵令偃卧，头到地，三起三卧，止便差。"孙氏此法简便有效。

在唐代，出了一位对中医骨科诊断与治疗做出划时代贡献的道教医家——蔺道人。正史没见他的传记，他所传授《仙授理伤续断秘方》之序言说他在唐武宗会昌年间（841—846）已"百四五十岁"。蔺道人原籍长安，其名不可知，晚年隐居江西宜春钟村，村民彭叟与道人为友，彭叟之子受伤"折颈挫肱，呻吟不绝"，蔺道人为其治疗数日即愈，人们才知其精伤科医术，求者益众。蔺道人以其方授彭叟，《仙授理伤续断秘方》才得以流传于世。该书以气血学说立论，以整复、固定、活动及内外用药为治疗骨折的大法，对开放性骨折，应先冲洗伤口，后行手法整复骨折或扩创复位、缝合伤口、小夹板外固定和内外用药的治法。其治内伤有七步内治伤损法，分七个步骤按不同的阶段服以不同的方剂药物，计"一汤二药三丸一丹"，体现了辨证论治的原则。其整复骨折有"相度""忖度""拔伸""搏捺"和"捺正"，即手摸心会、技伸牵引、端挤提按等整骨手法，再加小夹板固定与活动相结合的治疗。蔺道人的骨科诊断治疗形成了一套完整的体系，成为后世千余年骨伤治疗的准绳，至今有着重要的学术价值。

明朝正德、嘉靖年间异远真人著《跌损妙方》，内容有《治法总论》《用药歌》及《血头行走穴道歌》等，该书为武术伤科方面较早著作。作者异远真人事迹生平不可考，顾其名可能为道医兼武家人物。《跌损妙方》一书对明清武术伤科有较大的影响。其药方"七厘散"至今为少林伤科要药，其基本成分是承继唐代蔺道人的整骨方发展而来。《跌损妙方》《用药歌》论述了伤科药物性味及主治，为明以前治伤药方的总结。特别值得注意的是《跌损妙方》中《血头行走穴道歌》，说明人身气血运行在十二时辰中分别经过不同穴道，这是中医经络学说子午流注理论在伤科中的运用。早在晋代道教大医葛洪《肘后救卒方》中就记载了人体受伤致命的部位、穴道，异远真人承继了历代伤科有关穴位的经验，提出子午流注运用于伤科，为以后少林武术的跌打点穴治伤法指明了途径。

至今，道医治疗中还十分重视运用子午流注理论点穴按摩、针灸治疗，都是承继、发展了异远真人的伤科血头穴道理论而来的。异远真人的《跌损妙方》为清代武家兼医家的王瑞伯、江考卿、赵廷海等人继承，对清代骨伤科的发展起了重要的作用。时至今日，伤科仍是道医的特色之一，不少知名的武家兼医家，许多是承继与发展道医的这一特色而来的。

第五节　神秘的道医

富有神秘色彩也是道家医学的特色之一。道教是一种宗教，因而道家医学必然带上某些宗教神学因素，乃是自然之事。

综观道家医学大致可分两大类，一为与中医共同使用的治疗方法，如汤药、针灸、按摩等；一为属于道家特有的治疗方法，如内炼治疗、仙丹、符箓禁咒等。前一类本属一般正常医疗方法，但出自道家之手，便使人产生几分神秘感。后一类本有浓厚的神秘色彩，加上道家神学因素，就更令人觉得玄之又玄、神妙莫测了。神秘的东西，本来往往难以取信于人，但道家医疗疗效显著的诸多事例，又令人于神秘中产生了信服。

医疗活动的本质就是与疾病苦痛做斗争，以维护生命与健康，而人类病痛疾苦的来源，在科学远未发达的古代，自然使人们感到茫然，即使在科技昌明的今天，人类的许多疑难病症仍是一个谜团。这样，在医疗领域内本易产生神秘感的心理因素，再加上道教的宗教神学理论，使道医具有了浓厚的神秘色彩，更是不足为奇了。如果对道家医疗具体分析一下，可以发现产生神秘色彩的直接因素大致有如下三个方面：

1. 神奇独特的医疗方法与疗效

《曹州志》记了一位宋代道医："黄冠道人，姓名不传，熙宁间曾见于楚丘枣垌村，黄冠，青衣，以医名一方。有疾者往求，一与之语，不药而愈。居数月，忽不见。人皆神之，疑为扁鹊，立祠祀焉。"见面讲几句话，便治好了病，当然会被当作神灵，今日人体科学研究已表明某些具有特异功能的人在对坐交谈间即已布气疗病，因而这则故事还是有一定可信度的。

《宣城县志》记一位道医徐文中，善针术。镇南王妃患重病，徐文中在诊视之中便扎了针而王妃毫无感觉，次日便病愈了。

道医的仙丹，许多典籍多有记载，更富神秘色彩，《太平广记》卷八十五载："教坊乐人有儿，年十余岁，恒病，黄瘦尤甚。忽遇一道士于路，谓之曰：汝病食症耳，吾能疗之。因袖中出药数丸，使吞之。既而复视袖中曰：嘻，误矣！此辟谷药也，自此当不食，然疡亦瘳矣。"错把"辟谷"药当神丹治病，取得疗效，这则记载比许多仙丹故事倒可信得多，因为"辟谷"丹药的确有调节肠胃的作用。

2. 善治疑难怪症

善治疑难怪症亦为道医令人感到神秘的原因之一。许多怪病奇症，一般医生往往无能为力，道医却迎刃而解。《船牕夜话》载："四明延寿寺一僧，自首至踵，平分寒热，莫晓所以。徧问医者皆不知也。遇有道人，囊药就市，人皆忽之。既出，不得已召而问之曰：此何疾也？道人曰：此生偏肠毒也。药之而愈。"从头到脚半截寒半截热的症状就奇特了，道人取名为"偏肠毒"则更奇，但病治好了，更显医术奇特。

某些外科疾患今日手术治疗为习见，但在古代道医能手术治疗，亦令人惊叹。《嵊县志》记："道人无名氏，不知何来，戴华阳巾，披鹤氅衣，自言精方药，凡针药所不到者，能刳割湔洗，若华佗然。人不信，过长乐乡，有钱遵道者，病噎，不治。自念刳割不验死，不刳割亦死，均死，请以医试。道人用麻沸散抹其胸，刲之，开七八寸许，取痰涎数碗，遵道晕死无所知。顷之苏，以膏摩割处，四五日差，噎亦愈。道人不受谢去。"从钱某症状看，哽噎不治，类今日谓食道癌之类。此道医竟用麻醉开刀手术治愈，在古代，亦神奇矣！道法广大，此或可为一例。

3. 符咒魔力的神秘性

从上古传下来的符咒祝由治病，一直流传不绝，而且在古代医疗机构中有一定地位。唐代医生有咒禁师，金代明代太医院亦设祝由科。符箓咒禁恐怕是最带神秘性的医疗方式了。

道家典籍中有关符箓咒禁之术十分丰富，道医亦常以符箓祝禁为手段。孙思邈《千金翼方》列《禁经》二卷，详述各种禁咒之法，并云"但按法施行，功效出于意表"。道教神话中记符箓咒语之运用事例比比皆是。时至现代，道教医家亦有用符箓禁咒治病者，特别是广大农村及少数民族地区，巫术治病的运用还不少，而且民间盛传其神奇疗效。

祝由咒禁的神秘机制，与药物、心理精神、内炼及人体特异功能等因素均有一定联系，是值得深入研究的课题。我们对道医的神秘性，恐怕应多用探讨研究的态度，简单的怀疑与否定是无助于对文化遗产的科学整理与继承的。

第六节　道医与运气医学

运气医学即五运六气学说在医学上的运用，它是古代医家研究自然气候变化规律及其对人体影响的一种医学理论。

这种以阴阳、五行、六气结合天干、地支来推论气候变化与人体疾病的方法，亦被道教医家所运用，成为道医诊病的重要依据之一。

运气医学这种诊治方法究竟始于何年，无从考核，直到唐朝的王冰重注《黄帝内经》一书时，特别强调了运气医学这一部分。它是我国古代医家的一大创造。道医学家们，把医学理论和自然天象的定律相互结合，根据气候的变化可以影响人的心理、生理、病理、命理、人理的事实，总结归纳出了一套与实践相结合的生理、病理、命理一贯化的诊治大纲，称之为气运象学。在《黄帝内经》中特别强调了气运医学这一部分。《素问》中的《天元纪大论》《五运行大论》《六微旨大论》《气交变大论》等多篇经文，成为后来中国医者们遵循的向导，为我国传统医学中，最珍贵的古老文献，至今被广泛应用在道医临床上。

古代名医对运气学说的重视，根源于我们的身心与自然本来就是相互呼应的缘故。人们身心健康与大自然、宇宙的关系，与我国传统历法上纪年的关系，与季节的变化、五运六气、经络脏腑、七情六欲的关系，也正是道家所讲的"天人合一"的关系。

古人将宇宙的上称为天，下称为地，结合天上的星象变化和地下的气候变化，以天干在上、地支在下的数字组合来记年，整理出了一套系统化的历法。因此天干、地支就成了中国历法的代名词。历法的本身就是用来记录天地之间的变化的，天干与地支是按阴、阳与单数、双数组合排列的，单数为阳，双数为阴，它的规律是阳干配阴支，如：天干中，甲、丙、戊、庚、壬为阳，配丑、卯、巳、未、酉、亥等阴支；乙、丁、己、辛、癸为阴干，配的地支是子、寅、辰、午、申、戌等阳支，在阴阳之间是不能混淆的。从子时开始，按序组合成六十个数字后正好是一个循环。然后从甲子再重新计算起，因此每六十年称为一个甲子。

五行为木、火、土、金、水，五行分管东、南、西、北、中，五个方位，由五个方位运作出风、寒、湿、燥、热的各型气候；应人体心、肝、脾、肺、肾五脏，五脏又受气候而濡染生出怒、喜、思、忧、恐的五种不同形态。人生长在天地之中，因五运周而复始地相袭化生，人才能有健康的脏腑和宁静的情绪。因此古代医家将五种元素及各个元素的特性，彼此之间不同的属性，依此对人体、个性、疾病、气候、味道、德行……做了大分类，从人情、病情、医情、生理、病理、命理等方面的比较，客观地诊断疾病。五行之理运用到人体上，把经脉、脏腑、情志等等与阴阳五行相配合的结果，产生了中国传统医学，成为一套独特的医理。

天干的五气与十干之气化生为地支五行，再生之六气：风、寒、暑、燥、火、湿。五行在天为气，在地成形，形气相互感召生化万物。源于地之五行而成有肺、心、肝、脾、肾五脏的人形；有形的五脏化风、寒、暑、湿、燥，而生喜、怒、忧、思、恐五情志。五运相袭，周而复始。天之十干支运行地之五行，地之五行又上呈三阴三阳之六气，所以五运和阴阳的天地之道实乃万物的纲纪，变化的父母，生杀的本始。所以人体的各项反应、病变与天地的变化是息息相关的。同时在五行中有相生相克的关系存在，然后再推进到地理、气候中，运气医学的基本结构就出现了。

东方生木，木之气为风，风气布于春。

南方生火，火之气为热，热气布于夏。

西方生金，金之气为燥，燥气布于秋。

北方生水，水之气为寒，寒气布于冬。

中央生土，土之气为湿，湿气布于长夏。

我国的地理环境与五行的现象相符，如：东方海滨，易生季候风；南方位居亚热带，气候炎热；西部地区，多高原沙漠，天干气燥；北部高纬区，风寒冰冻；中部多湖川，湿气凝重，加之时序和自然现象的交替变化，也都是与五行极为相吻合的。除此外，五行的推定与自然景观相符，再把夏季分为长夏和盛夏，代以"君火""相火"，加入三阴三阳六经，就成了"六气"。

厥阴风木，主春，初之气。

少阴君火，主夏，二之气。

少阳相火，主盛夏，三之气。

太阴湿土，主长夏，四之气。

阳明燥金，主秋，五之气。

太阳寒水，主冬，终之气。

要把五行之理运用到人体上，就必须知道将经脉、脏腑、情志等与阴阳五行相配合的道理，及天地、阴阳、五行的关系。五运化五行，六气化天地。五行有六质：风、暑、湿、热、燥、寒。六质又为地之阴阳，分火为君火、相火，以配三阴三阳，生长化藏于地。六质为天之三阴、三阳。天地阴阳合人之五脏六腑，包括十二经脉。因为天干于阴阳合而为五，以主五运的化生关系如下：

甲化阳土合人之胃，乙化阴金合人之肺，丙化阳水合人之膀胱，丁化阴木合人之肝，戊化阳火合人之小肠，己化阴土合人之脾，庚化阳金合人之大肠，辛化阴水合人之肾，壬化阳木合人之胆，癸化阴火合人之心。

相火属阴者合人之三焦，相火属阳者合人之包络，说明天干合人之五脏六腑及十二经脉。

十二地支以阴阳二分为六，以主六气如下：

子午主少阴君火，合人之心与小肠。
丑未主太阴湿土，合人之脾与胃。
寅申主少阳相火，合人之三焦包络。
卯酉主阳明燥金，合人之肺与大肠。
辰戌主太阳寒水，合人之膀胱与肾。
巳亥主厥阴风木，合人之肝与胆。

以上为地支合人之五脏六腑及十二经脉。

依据运气学说，道医还根据人的出生日、时来推论人体的健康。人体与天地宇宙是相通的，按"天人合一"的理论，大宇宙天地的运行周转与人体小宇宙的运转原理是相应的。一年有十二个月，一天有十二时辰，人体亦有十二经脉，十二脏腑，是互相对应的。如人体的营卫诸气起于肺经，必行于寅时；肺经下接大肠经，行于卯时；大肠经接胃经，行于辰时；胃脾二经相接，脾经行于巳时；心主经脉行于午时，小肠经脉行于未时，膀胱经脉行于申时，肾经脉行于酉时；包络经脉行于戌时，三焦经脉行于亥时；胆经行于子时，下接肝经脉行于丑时，再接肺经行于寅时。

如此周而复始地营运，使人气得到运转，为人创造生机而滋生不息。经脉与脏腑里外是一致的，它的运行又有主时的时辰，将它引申到生辰上来说，如：子时出生的人，要注意胆方面的保养。丑时出生的人，要注意肝方面的保护。寅时出生的人，呼吸器官较弱，易受感染。卯时出生的人，大肠排泄功能较差。辰时巳时出生的人，消化系统方面较滞碍。午时出生的人，心脏血管方面要多加小心。未时出生的人，小肠的运行功能较弱。申时酉时出生的人，肾功能较弱。戌时出生的人，心血管方面易生病。亥时出生的人，在免疫系统和淋巴系统方面要特别注意保护。

当然，这些都是属于先天体质上的差异，如果后天在养生保健上做得好，先天的不足并无多大的妨碍；如果先天不足，后天又失调，这样就会大大地影响人体的健康。

中国人经过数千年的生活、生产的体验和积累，总结和归纳了自然界的变化，同时掌握了其中的规律，把一年四季气候的变化分定为二十四个节气。人体内部的各种人气，如营气、卫气等不论昼夜，都有规律地运行；彼此互为表里相生，达成协调的有机运动，促进脏腑的新陈代谢，有效地发挥人体各种功能，使生理、心理趋于平衡，达到身体健康，精力充沛。

因为四季气候的变化，人体的机能也随着发生变化；四季气候的不同，也容易引起人体患各种不同的疾病。人体有十二经脉，阳经脉属阴脏络阳腑，阴经脉属阳腑络的阴脏；十二经脉与十二脏腑的联结正好与自然界的二十四节气是一致的。人的脏腑和经脉，不但在一天十二个时辰中有其运行最旺盛的时候，而且在一个月中，手的阴阳经脉有各自最旺盛的日子，足的阴阳经脉也有各自最旺盛的月份。依照手足各经脉之相属五行的差别，在一年中更有各自的旺盛季节。如胆足少阳经脉和肝足厥阴经脉属木，木旺于春季；心经手少阴经脉和小肠手太阳经脉属火，火旺于夏季；胃足阳明经脉和脾足太阳经脉属土，土旺于夏；肺手太阴经脉和大肠手阳明经脉属金，金旺于秋季；膀胱足太阳经脉和肾足少阳经脉属水，水旺于冬；心主手厥阴经和三焦手少阳经脉，统于胆足少阳经脉和足厥阴经脉。

在一年四季中，它们有规律地运行着阳腑，阴脏又借着阴阳经脉的相互流通，相互调剂。到了春天，天气渐渐暖和，肝经脉旺行，人体内新陈代谢作用加快，春寒未消，起伏无常，寒气容易侵入肺部，除注意冷热变化外，还应注意饮食的摄取，更要当心旧病复发。到了夏天，是阳气最旺盛的季节，因为夏与长夏是心经脉和脾脉最旺盛的季节，少食过苦和甘味的食物，一旦失调，精神状况和饮食消化都会受到影响。为维持人体内阴阳之气的平衡，要多着重于阳气的积累，并为冬天的阴盛做好补阳的工作，因为阴盛阳衰，易感寒邪之症，总之春夏是养人体阳气最好的季节。

到了秋天，阳渐隐，阴气上升，秋天是肺和大肠经脉旺行的季节，要注意的是早睡早起，避免过度疲劳，避免激动，情绪应稳定安宁，保持肺气的匀和及大肠的运化通畅，因为经夏天的湿气、热气的侵袭，秋天来后胃肠呈内虚状态，抵抗力减弱，少食刺激性大的食物，以免伤肺和大肠的机能。

到了冬天，阴盛阳衰，寒风刺骨，藏尽了万物的生机，冬天是肾经脉和膀胱经脉旺盛的季节，肾的好坏关系着人命的盛衰，补肾生阳对身体虚弱的人是非常需要的。

第八章 炼气与道医诊疗

内气，一般指人体内的元气（如营气、卫气、宗气与水谷之气），其中又有先天之气与后天之气的区别。如婴儿坠地之时，它体内之气，称为元气。婴儿出世之后，渐食五谷，长大成人，其体内之气，为后天之气。这里所说的内气是指人体经练功之后所得的真气。

内气是道家修炼的核心，亦是道医诊治疾病之主要手段。道家内炼成丹，养性延命，祛病长寿，所赖者为经过长期修炼而存于体内之元气，即真气。道医以内气诊断、治疗疾病，所凭借者亦为体内长期修炼而聚集之元气。故道医以内气诊治疾病之能否奏效，以及其效果之大小差异，则完全取决于道者修炼之程度，功夫达到深浅。可知道医内炼诊治疾病，于医疗体系中是与一般诊治性质迥然不同的特殊之医疗手段与方法。此处结合诊治实际，着重讲讲下述几个方面。

第一节　炼气

内气为医者诊治疾病之主要凭借，故道医首在炼气。内气的修炼贯穿于筋经功的静功、动功之中，不论修炼任何一种功法都离不开三个关键的步骤：一调形，二调气，三调意。动功重于调形，调气；静功则重于调气、调意。调形是引动形体、舒展活动四肢百骸，促使气血流通。调气即是调节呼吸的频率、长短与轻重，呼出体内的浊气，吸入天地间的精阳之气，使它进入体内，存入丹田，孕育出真气以增强人体内在功能。调意是去掉杂念，精神守一，使内气得以调养，而升清降浊来调节阴阳。这三者是密切相关不可分割的，如果三者处理得当，就能使练功者达到人体小宇宙与天地大宇宙之间进行气的交流，诱发真气的产生。

因此人们通过一定时期的修炼后，体内的真气渐渐充实，成团成丹。待内气充实后，丹田慢慢地自动启开。至于启开的多少，完全是由气的多少来决定的，它主要是受气的指挥，而不是受神经的制约。炼到这个时候，丹田也就变

"活"了，内气开始随着意念流动。真气不断地运行，使人体的每一根经络逐渐通畅。经络外联穴位，内通脏腑，穴位就是经络的通道口。

随着练功深入，功夫长进，真气越聚越多，长此以往就自然出现了炼精化气—炼气化神—炼神还虚的重大变化，从而达到养生健身，祛病延年的目的。当然也就具有了以气诊疗伤病的物质基础。

第二节　内气与外气

筋经功的炼气功能表现可分为潜气内转的内气和运气外达的外气。

内气，一般指人体内的元气（如营气、卫气、宗气与水谷之气），其中又有先天之气与后天之气的区别。如婴儿坠地之时，它体内之气，称为元气；婴儿出世之后，渐食五谷，长大成人，其体内之气，为后天之气。这里所说的内气是指人体经练功之后所得的真气。

《内经》曰："真气者，所受于天，与谷气并而充身者也。"又曰："恬淡虚无，真气从之，精神内守，病安从来。"古人认为：真气是通过练功者用一种特殊的方法，采吸日精月华、天地精微之气与水谷之气相结合后修炼而成，藏于体内受意念支配的一种物质。修炼内气时，必须做到头脑虚静，无欲无求。意要静，意静了神思就能定，神定后气才能定，气定后精就定，精气神定而凝炼，三者结合为一，真气自然产生。

以笔者多年修炼道家筋经内丹功的切实体验来说，内气是通过调身、调心、调息的不断锻炼，达到意念导引控制气的聚、散及运行。实际上是一种自身调节，实现气在人体内循经络系统运行，使气机调和，达到强身健体、祛病延年的目的。这就像孟子说的"独善"境界。当内气炼到相当程度，一般都在实现了打通任、督二脉，完成小周天、大周天的运行之后，内气充足旺盛时才可能谈到外气发放的问题。

外气，就是人在练功状态时，运用强烈的意念将自己丹田内的气从身体的某一穴位或部位集中而强烈地发出体外。外气是内气在体外的表现，它是练功者勤修苦练的成果与精华，施之于人即可诊疗伤病，常见奇效。这就像孟子说的"兼善"境界。

用外气诊疗有没有理论根据呢？《内经》有言："古之治病惟其移精变气。""移精"是谈的治者本人，把全部的精神力量以强烈的意念发出体外；"变气"是指被治者，接受了治者的外气，在生理上发生了一种良性的变化，因而达到治愈的目的。

《素问》又说："人神失守，神光不聚。""五脏六腑神全，则光聚矣。""神光"是什么？就是外气。所谓"神"，包括人的精神和意识，也就是医者要通过特殊的修养和锻炼使真气（神光）内聚，才能外放诊治于人。

内气是外气的基础，一个人如果没有内气就谈不上外气。所以，习外气发放必须首先刻苦锻炼内气，只有练到体内的内气由少到多、由分散到集中，从而充盈旺盛，并能按自己的意念在体内经络循行，才能谈得上练外气。不然，不仅发不出外气，反而毁坏了自己的身体。

第三节　外气探诊

近几年来，通过现代仪器进行了科学的测验和分析，证明发放出去的外气有"象"，同时还有"物"，它是物质的，具有磁、电、光等物质的特性。有一份资料介绍了对外气进行科学实验的结果，证明外气对革兰氏阳性菌和革兰氏阴性菌，有着极强的杀伤力，对癌细胞也有一定的杀伤力，并能调节血压，提高免疫能力。外气治病并不神秘，更不虚妄，它是确实存在的东西。

真气能按照人的意志从体内向外发放，发放到患者身体的任何一个部位，同时能用意念控制它的发放方向，与发放量的大小。当内气外放而成为外气时，它具有信息作用，在探查病人的病灶区时，通过信息的反馈与辨析，发功者就可以较准确地知道患者的病情。

什么是信息的反馈呢？它是指发功者的外气输出之后，遇到了人体生物场而出现的种种反应。说具体一点，就是当外气通过手掌和手指发出去后，越过空间一旦接触到对方的肌体，大部分外气向纵深推进；其中一部分又迅速返回（即瞬间声生一种回波），这种回波就是反馈信息。因此使用外气探查病灶区的目的有两个，一是探查其经络闭塞的程度、范围与气血流通的情况；二是了解各种不同的病气种类性质及特点，是风寒，是湿热，还是别的病症。

当外气对病灶区进行探诊时，因经络闭塞的程度不同，对外气的阻抗力与吸引力不同，手掌、手指将会出现各种不同程度的沉重或轻松感觉；另一方面，因病气的种类与轻重程度的不同，诊者的手掌、手指立刻就会出现各种不同的反应。如酸、麻、胀、疼、凉、热及痒、重、松散、浮、沉、紧、针刺等各种不同的感觉。反之在健康区，外气受到阻力较小，行进通畅、轻松，基本上没有什么反应。

在探诊患者病情的过程中，一些反馈信息是患者身上的各种病症的直接反应；一些反馈信息代表患者病情的某种象征，若患者的患处胀痛、胀麻，接受反馈时，则手指就有麻感；若患处酸胀，则手指就有胀、酸麻感；若患处像针刺、刀扎一般地疼痛，则手指就有刺痛感。以上这种反馈信息代表着患者的某种病象，如患者有风湿性关节炎，诊者接受反馈信息的手掌、手指就有麻胀或酸胀的感觉。如风湿病中以风为主，则麻感突出，麻中带胀；以湿为主则有酸胀感；如风寒以寒气为主，则有胀痛感。如遇胃溃疡点，则手指有麻感，如溃疡度较深，则手指有轻微的刺痛感；若胃虚则觉得有吸附感；如胃胀、小腹胀、肝气郁结，则手指有外排感；若胃寒，手指胀而略有凉意；如骨质增生，手指则有轻微刺痛感；若遇肾结石、胆结石，手指则有短促的麻胀感；如遇肿瘤，手指有沉胀感或明显的麻胀感；若患者体内燥热，则手指有热感；如患者局部寒冷，手就有凉意。

探诊者根据患者这些反馈信息了解病情后，再经过对患者的询问，对患者病史的了解，及各种病情临床的表现，然后进行综合的分析，这样才能较准确地对疾病做出正确判断，达到确诊的目的。

第四节　内气外放——照功

前面讲了内气的探诊，掌握了各种病灶的不同反应；现在笔者根据多年实践经验的切身感受来谈谈放发外气治疗疾病的体会。

用外气治病的方法很多，形式也各不一样，但概括起来不外乎一个"照"字，所以筋经功又把外气治病叫"照功"。要使用好"照功"，医者必须做到以下几点：

1. 医者本身必须内气充实，这是根本。医者经过正确的功法，长期、严格地训练以后，丹田之气越聚越多，达到能聚能散，凭意念调动，运用自如，只有在此基础上，方能发放外气为人治疗疾病。

2. 外气必须依靠意念才能提出体外，所以要调动强烈的意念；同时必须对发放外气治疗充满信心，才可能施行。

3. 内气的运行，外气的提出，用气治疗疾病，无一不循经络穴位进行。因此练外气治病必须首先熟悉人体经络、穴位及子午流注等知识，同时有意地加强内气与外气，丹田与穴位的联系，使经络通畅，建立起意念、经络、穴位三方面的条件反射，才能达到自如运用外气的目的。

4. 注意呼吸配合的作用。外气发放常常以呼吸为动力，同时外气的速度、流量等等，又要依靠呼吸的长短、强弱、多少、快慢来决定。所以习者必须能自如地运用呼吸配合外气发放。

5. 医者必须能熟练地掌握和运用点穴法、按摩法、理法、拨法、击法、补法、泻法等等各种不同的手法，根据血液在人体内按子午流注的循环运转时间，施以手法，点开病人的八大门后，才能以强烈的意念调动医者自身的内丹之气直达病人的病灶区进行发功治疗。至于发功时间的长短、次数，那就要根据病人的病情来定。

此处着重介绍笔者外气治疗方法"照功"。"照功"的手法主要有三种，分述于下：

1. 手照

手照即用手掌之照。医者待神定气足之后，用强烈的意念将丹田之气由任脉路线上行，穿过双手之三阴经，直达掌心的劳宫穴，对准点开的门户，将真气放出，直达病灶。手照一般是最常使用的手法。手照是内炼治病中发放外气的一般常用手法。

2. 目照

目照是医者待神定气足之后，将内气以强烈的意念集中于自己的双目，炯炯注视病者的病灶区，从打开的门户，运气注入病体。按病情轻重决定时间长短。

3. 意照

意照又称"心照"。医者在气足神定之后，面对病者，加强意念，调动内气注其病处，闭目存神，将体内之真气从打开的门户注入病灶，按病情轻重决定时间长短。

在这三照之中，尤以"心照"为难，医者没有深厚的功夫是做不到的。其次是目照，医者要做到目不转瞬，也要经过艰苦的锻炼才能达到。常用的照功中，一般是"手照"。

当然，如果功夫深、内气充盈，也不一定用手，如指、掌、肘、膝均可。同时也可以调动内气对准病灶徐徐吹之，仍能达到治愈疾病的目的。

还必须指出，道医以内炼治病，对于需较长期治疗之慢性疾病患者，除医者以点穴、按摩及外气治疗之外，还可视病人年龄、体质情况，传授一些适合的内炼修炼方法，使患者经过自身练功而增强体力，达到自我治疗之目的。道家功法，首先是自我完善的功法。外气治病，仅是用其余力。患者如能经过练功，增强自身元气，才是从根本上调动自身积极因素战胜疾病。为使读者较具体地了解道医外气治病之法，亦举数例加以分析。

第九章 道医七诊

道医七诊，即掌诊、脚诊、面诊、舌诊、闻诊、询诊、触诊，必须紧密联系。七诊与各病症的病候也必须密切结合，在道医中有舍脉从症，也有舍症从脉，来做治疗的紧急措施，实际上这种措施也是根据以上七诊的结果，经过全面考虑后做出决定的。

人体之健康与疾病，首先反映于五官四肢，皮肤气色，《史记·扁鹊传》写扁鹊见齐桓公气色不好而指出"病在腠理"（皮下纹理），桓公不信。五日后扁鹊观察到桓公"疾在血脉，不治恐深"。桓公仍说"寡人无疾"。又五日，扁鹊观察桓公之病已入肠胃，桓公仍不理。又五日桓公之疾已入骨髓，这才召请扁鹊，但患病已深，终不治而死。这个故事生动说明诊病首在观察，故道医有七诊，即手诊、脚诊、面诊、舌诊、闻诊、询诊和触诊，以下分别论述。

第一节　手诊

手诊是道医诊病的独特手段，它包括掌诊与甲诊两个部位的诊断，既可分别单独诊断，亦可结合进行。

1. 掌诊

掌诊是道医以《易经》中的后天八卦方位图为基础而创造的，它包含道家的天人合一，大宇宙和小宇宙相合的理论，"其大无外，其小无内"。认为在后天八卦中的各个方位，卦象与疾病有着对应的关系，如离（☲）位的变化反应说明在外为头部、眼目；在内为心脏，为火，为热病，或充血现象。坤（☷）位的变化反应，在外为人体的肌肤、右肩右耳一般为疮病的现象；在内为人体的腹部、脾胃胀等病。各个卦象都有它的表现特点，现分述各卦与疾病的关系。

乾（☰）卦：

头部疾病、胸部疾病、骨病、慢性病、寒痛、陈旧性疾病、结肠性疾病。

坤（☷）卦：

腹部疾病、（肠病、胃病）浮肿、湿热症、肌肤病、晕症、气虚、癌症、腹胀症。

震（☳）卦：

神经衰弱、神经过敏、精神病、肝病、痛症、妇科病、咳嗽、肝脏肥大等症。

巽（☴）卦：

伤风感冒、哮喘、神经系统病症、胆石症、血管病、肩痛症、抽筋、传染病等。

坎（☵）卦：

泌尿系统疾症、血液病、生殖系统病、心脏病、糖尿病、腰背疾痛等。

离（☲）卦：

心脏病、鼻病、耳病、眼病、热性病、妇女肿瘤、乳房病等。

艮（☶）卦：

鼻病、口病、手病、脚病、关节病、肿症、胃病、皮肤过敏、各种结石症等。

兑（☱）卦：

贫血症、口腔等疾病、性病、低血压、气管病、膀胱病、皮肤病、尿路肛门等疾病。

现将掌诊八卦部位图附后（如图1）。

每个人的手掌都有五种不同的颜色，根据八卦手图的卦位区域观其五色来判断五脏的病灶。

红色：一般表示热性病，血热、充血、积热。

黄色：一般表示肝胆有疾病。

蓝色：一般表示肺部有疾病。

白色：一般表示有疼痛性的炎症，寒症，虚病。

黑色：一般表示血脂高，易于疲劳、无力等。

总之，反映在哪一个区域就表明哪个脏腑的病症。

2. 甲诊

甲诊，是祖国道家医学的宝贵遗产。它是以"天人合一""天人相应"的理论，结合人体气血周流灌注的情况创造的以时间、经络为依据的一种古老、特殊的望指甲诊病的方法。它经历了数千年的实践考验，证明是行之有效的诊病方法，可称为道医诊病的一门绝活。

人体是一个小宇宙，天体、地球是个大宇宙。道教讲"天人合一"，人体的手指也就是与整个人体乃至自然相应的巨大系统，甲诊是根据人体的经络、穴位、阴阳、气血流注、时辰等来决定的。指为筋之梢，指甲也就是反映人体五脏、气血、病症的一面镜子。用现代语言来说，指甲相当于反映人体五脏病症的"荧光屏"，每一个手指甲就代表一个系统。

（1）指甲与内脏系统的关系

小指代表泌尿系统、生殖器、肺。

无名指代表呼吸系统、视觉中枢神经系统。

中指代表血液循环系统、心脏、肾脏。

食指代表肝胆系统、肝脏、头部、胰脏。

大拇指代表消化系统、脾、胃、肠、呼吸器官。

当然，五根手指的指甲亦有着相互的有机联系，不能孤立地看待，所以五脏的疾病随着不同的时间也要从五个指甲反映出来（如图2）。

一般来说，诊者都是利用自然光照射，在上午9~11点的时间内观察指甲的变化现象，主要是一看颜色，二看光洁度，三看甲条，四看甲突（凸），五看甲浪，六看甲带，七看甲点（各种颜色），八看甲丘，九看甲凹，十看放射，十一看甲斑，十二看运转，十三看甲弧（月牙形状），十四看甲烂。这些现象反映在哪根指头的指甲上，就是哪一个脏腑的病症，当然在判断病症时也不是孤立地单看一个方面。

（2）看指甲诊病症

健康人的指甲平滑、光洁，呈半透明状，有较均匀的淡红色。有病的人指甲就完全不同了。

黄色指甲：

指甲呈现黄色，多因甲状腺机能减退，有甲癣、黄疸，属肾病综合征等。

白色指甲：

指甲呈现白斑、白点、白条带、白条或白线状，多为贫血、肠胃病、肝病、肺病；点压不散的，多为肝硬化或癌症。

紫色指甲：

指甲呈现紫色，多因缺氧所至，患有支气管哮喘、肺气肿、支气管炎、动脉硬化、肺心病，或偏瘫。

指甲突起：

指甲突起如小丘状，大多属于慢性病，如肝病、溃疡、肠炎、先天性心脏病或癌症。

灰白色指甲：

指甲呈现灰白色或萎缩变厚，失去光泽、脱落、破裂，一般反映为：神经炎、类风湿性关节炎、水肿病、偏瘫或化脓性的感染等症。也有的属指甲营养不良所至。

（3）病态指甲分类

甲身凹沟：

甲身当中有凹陷道称凹沟，可以推测患者大约在若干天以前曾发生不轻的疾病，或遭受精神打击引起营养失调；多痕凹沟者，多见于肠道寄生虫病或肠功能衰弱；如凹沟发生在拇指，多为精神不振；如发生在食指，其人易患皮肤病；如发生在中指，多为肌肉无力症；如发生在无名指，易患眼疾、支气管炎、呼吸器官等疾患；如发生在小指，易患咽喉炎、神经病或胆汁性疾病（图3、4、5）。

指甲翻曲：

指甲向上翻起，即指甲向着手背的方向翻起来，这种现象，往往见于脊髓疾病或酒精中毒患者，风湿病亦较常见（如图6）。若指甲向下翻曲，即指甲稍长即向内的方向弯曲，状如鹰咀，或甲面凹凸不平，多出现于心血管病，气滞瘀血、风痹、筋挛或缺钙的患者（如图7）。

指甲变形：

a.指甲短而方，多属性情急躁引起心脏疾病，尤其是基部半月形很小，甚至完全没有的人更为典型（如图8）。

b.指甲呈三角形，即指甲尖部反大，而根部面积反小的人，容易患脑髓及麻痹性疾病。如果指甲的颜色呈惨白或暗黄色时，表示病正在发作之中（如图9）。

c.甲身萎缩，多见于营养障碍或神经感觉过敏之人（如图10）。

d.甲身宽阔而短，提示其人心脏较弱，易患知觉麻痹症，且易患腹部到腰部以及下半身疾病。如果指甲尖端平整而嵌到肉中，其人易患神经痛、风湿病。如在妇女，则易患子宫卵巢病变；如缺乏光泽易患不孕症（如图 11）。

e.指甲身呈两头小中间大，状如橄榄形之人，提示心血管系统不健全，或易患脊髓疾病（如图 12）。

f.甲身上有纵纹线，且中部非常薄弱，多因钩虫病，并有缺钙贫血引起的指甲营养缺乏所致（如图 13）。

g.甲身中间高起，两端俯垂，特别是十指都不同程度地呈此状者最有意义。提示患有呼吸系统疾病，主要是气喘、肺结核或肋膜炎等病症（如图 14）。

h.指甲身附着指端，长形如筒之人，容易患某种肿瘤病（如图 15）。

i.甲身平坦，毫无弯曲，如平板一般贴在指端上；有这种甲形的人，对疾病抵抗力相当低，因此体弱而多病（如图 16）。

j.指甲板前极较阔，而后极相对较窄，如同贝壳，有这种甲形的人多数神经质，体力不足，易患中风病，包括脑血管意外，同时也患脊髓疾病（如图 17）。

k.指甲身板面呈纵线纹，容易断裂，这种甲形之人多为心力衰弱，又因皮肤，机能减弱而易患皮肤病，指甲板上纵纹较他指多者，提示饮食有偏嗜，易诱发疾病（如图 18）。

l.指甲身呈长形之人，身体不结实。一般多发生于呼吸系统功能较差的人。少部分人尚有一定适应能力。如果长到一定程度，加上甲身颜色暗淡，甲板表面纵纹明显者，就会加重呼吸系统疾病的可能性（如图 19）。

m.甲身长而狭小，多为病态，指甲颜色呈淡白或暗色，多见于骨骼有病之人；尤以脊髓病变为多见。此外甲身狭小，若在妇女，易患脏躁病，包括歇斯底里（如图 20）。

n.指甲表面呈直的沟槽（后甲板线纵纹不同），且沟槽很深，提示营养不良，或操劳过度，亦可见于神经衰弱或呼吸系统功能衰弱的人（如图 21）（附正常指甲图 22）。

（4）指甲与经脉、天干、阴阳的关系

天为阳、地为阴；日为阳、月为阴；其相合于人，故腰以上为天、腰以下为地；足在腰下，足的十二经脉对应地支以合十二月；手在腰以上，其手的十指所主经脉以应天干而合日。因此，天的十干对应手的十指，应以一天应一指、一月以三十天计正好十天为一个循环。

甲为初一，感应左手第四指，属络于左三焦手少阳经脉，在外经的病症为目痛、咽喉肿痛、耳聋、肩臂外侧痛，病症主要表显在右侧；内部病状如：小便不通畅、水肿、腹胀。

己为初六，感应左手第四指，属络于右三焦手少阳经脉，病症反应与初一之病区互异左右。

乙为初二，感应左手第五指的外侧，属络于小肠手太阳经脉；戊为初五，感应右手小指外侧，属络于右手小肠手太阳经脉、若经脉滞塞，会引起口舌糜烂，下颌疼痛，肩背外侧痛，按对应之医理，左经脉导致左侧疼痛，反之右经脉造成右侧痛。

丙为初三，感应左手第二指，属络于左大肠手阴明经脉；丁为初四，感应右手第二指，属络于右大肠手阳明经脉。若大肠经脉运转不佳时，口干舌燥，发热、齿痛，或热，或寒，腹痛、便溏等病症出现。

庚为初十，感应右手指内侧，属络于右心手少阴经脉；癸为初十，感应左手小指内侧。

第二节　脚诊

在道医里除观看手指甲诊病外，亦有脚趾察病的诊理：它是按阴阳、时辰相合于人体。人体腰以上为阳，腰以下为阴；足在腰下，足的十二经脉对应地支以合十二个月。一般腰和脚的酸痛在晚上更为明显，因为腰以下属阴，地支对应十二经脉，前半年为阳，下半年为阴；半岁以上为阳，半岁以下为阴。因此寅为正月，感应在左脚第四指，属络于左胆足少阳经脉，此月伤内，若人体器官功能失调时，容易口苦、叹气，左肋疼痛，转身困难，若因经脉的运转功能异常容易造成左偏头痛，左眼的尾区部位痛痒，左侧趾骨关节不灵活，左足第四趾疼痛或有抽搐现象。

未为六月，感应在右脚第四指，属络于胆足少阳经脉。此月内若病，其症状与寅月相同，但寅月又为病痛偏人体左侧，未月偏人体右侧。

卯月为二月，感应左脚小趾，属络于左膀胱足太阳经脉。膀胱机能不流畅时，易导致冲头痛，左侧痛甚于右侧，腰酸背痛，小便不利，遗尿或不尿，左髀关节举足不灵活，左踝酸痛如扭，左膝筋紧难屈伸；如果经脉功能不佳，容易眼睛发黄、流鼻血、鼻塞左半边的颈项、背、腰以至手足、小趾都疼痛，行动不灵活。

午为五月，感应右脚小趾，属络于右膀胱足太阳经脉，易患的病症概同于卯月，只左右互异罢了，但在此月伤，有端午节又值夏至，是季节交换之时，人体正处于温暑交替阶段。抵抗力较弱，在饮食上尤需小心，端午粽子糯米黏滑不易消化，吃多了增加胃肠的负担，消耗身体能量；曾有一中风病患者，多食粽子，结果病更沉重，原先还可以拄着拐杖慢行，过了端午节，竟瘫在床上了。身体虚弱者，尤不可不忌。

辰为三月，感应左脚第二、第三趾，属络于左胃足阴阳经脉。胃为五脏六腑之海，举凡五谷杂粮，食品营养，莫不先贮于胃中，所以胃为人体之仓廪，为供应养伤的总枢纽，一旦外在因素加迫胃经脉，容易惊吓，狂躁，有怕冷的感觉，或在眼痛、喉痛、腿足发冷；内脏的病变会引发腹胀、水肿、容易饥饿、尿色发黄，足趾和二、三趾皆痛等症状。诸如此类痛症，以左侧为厉害。

巳为四月，感应右脚第二、三趾，属络于右胃足阳明经脉，其症状如上，偏右身。

不论是哪一条经脉的滞碍引发了疾病，一旦是积病已深，则在辰、巳二个月内会有较痛苦的感觉。主要原因在于胃足阳阴经脉反映了人体整体的新陈代谢以及饮食消化吸收之状况。

申为七月，感应右脚底，属络于右肾足少阴经脉，外感病如：背脊疼痛，腰痛挺不直，两足发冷无力，口干咽痛，从髀骨、腿后一直到脚底板皆痛，以右脚为烈；如果肾脏本身功能障碍，面部会浮肿而面色如漆紫，大便困难或泄泻、腹胀或阳痿、败肾。

丑为十二月，感应左脚底，属络于左肾足少阳经脉。易患病症似申月，以左侧为主病区。十二月伤，冬之盛，阴气仍盛于阳气，如果当年春夏二季没能培育足够的阳气，于冬天，人体易被阴气所凌而阳虚；阳虚的人多需食补养伤，药补温阳，运动以蓄体力，否则漫漫寒冬不好过。

　　酉为八月，感应右脚大趾内侧，属络于右脾足太阴经脉。脾经脉循环的异常，易使头重、体重，舌头屈伸不自如，四肢肌肉瘦削，脾脏滞碍，吃不下饭，心下疼痛，拉稀泄泻，不能卧，股部至膝盖的内侧肿痛，痛连大趾。此类痛症依所属经脉之运行，以右侧为主要病痛区域。

　　子为十一月，感应左脚大趾内侧，属络于左脾足太阴经脉，病症类似酉八月，左右互异。十一月份为冬至之时，大地阳阴之气互异，但阴气仍胜于阳气，所以冬至也是进补的最佳节气。

　　脾胃互为阴阳表里，其间借由经脉相属络，一旦患病也互通声息，脾统于血，血输氧气和养分到身体各部。在下半年里，各经脉的功能发生异常现象，如果不及时医治，俟病重时，会表征在脾经脉上。如此一来，八月和十一月份最容易发生本经脉之外的其他疼痛诸症。

　　戌为九月，感应右脚大趾丛毛区，属络于右肝足厥阴经脉，会造成腰痛不可以侧仰，男性易有摄护腺肿大之症，女性易有经带不顺、小腹肿胀之现象；肝功能失调的话，人易疲倦劳累，食欲不振，胸满呕吐，有遗尿或不尿等症。

　　亥为十月，感应左脚大趾丛毛区，属络于左肝足厥阴经脉。肝方面的疾病一旦始发于九月，而不及时治疗，很容易拖延成慢性之疾。九月、十月相连，都有肝功能的反应，如果大趾有莫名的肿痛，或丛毛区突长痘疹，都是肝症的外有警告，应及时知病而治，以免恶化。

　　每个脚趾头，有属于自己的气运状况，它天生的骨质、后天的皮肤色泽，肉的软坚，关系着相属经脉的循环状况，此循环的顺畅与否又反映着所属络脏腑的新陈代谢功能及脏腑机能的良莠。别小看是一只小小的趾头，影响人的健康很大，因为它反映的不只是本身，可以说牵一发而动全身。例如产生一根奇形怪状的脚小趾，在右脚，反应的是右膀胱经脉天生较弱，容易有遗尿、频尿，小便不畅或腰下酸痛的症状，而且右膀胱经脉主以午月，在农历五月份，尤其要留意这方面的疾病。如果左脚脚底老是长“香港脚”，或者两脚都有，而这一区域特别严重，此刻要留意右肾经脉有何不畅，并发的症状如脚底板发热、膝盖发软无力等现象，尤其申月为右肾少阴经脉的主月，要分外小心起居饮食的节制，饮酒适度，食不过咸，农历七月气温高而湿，温湿的脚丫子更是湿疹蘖长的温床，足部要保持干燥。依此类推得知，脚趾骨体匀称，肉皮正常的人，其足部十二经脉大体能正常运动，体况尚称良好，反之如果有一趾头特别突出，或天生畸型，或后天会受伤，在其所主循的月份里，要留意相关的病痛。脚二趾到五趾的比例过小、天生的肠胃消化系统较弱，又欠缺胆识，且膀胱易漏，以"守成"之势胜于胆大妄为的冒险，大趾非常特殊，尤其大而且比其他趾超长的人，脾意志多精约，为事能持之以恒，但也不能操之过急，大动肝火。

必须指出：某一个趾头骨质比其他趾头小得太多或大得太多；某个趾周围时常长湿疹或脱皮，在其所主循的月里，要特别留意某些禁忌和疾病。这并非迷信，而是要积极地认识自己的身体状况，如此才会重视健康问题，爱护自己的生命。

脚底表征肾足少阴经脉，申月（七月）留意右侧，丑月（十二月）留意左侧，易患的是腰酸背痛，女白带，男早泄，口臭，咽肿，膝盖及腰酸无力。特别严重者，得防患肾炎尿毒。

脚大趾内侧表征脾足太阳经脉，酉月（八月）留意右侧，子月（十一月）留意左侧，容易患的病是食欲不振、消化不良等，并伴有精神恍惚、意志消沉等情绪低落的现象。

脚大趾内侧时有湿疹，或大趾特别偏向内侧的人，对自己的情绪及意志问题更要小心，粗心大意，对身心都有害，刻求中庸之道最好不过了！脚大趾上方丛毛区表征肝足厥阴经脉，丛毛密而浓的人，肝气较盛，留意自我脾气的克制；稀落甚至无毛的，肝气不足，容易疲劳，无精打采。戌月（九月）观右足，亥月（十月）观左足，正当秋冬之交，秋末秋老虎的燥气最扰肝，轻微的，如妇女的经带不顺，男的疝气，严重的如肝功能失调，无以解毒，易呕吐、泄泻、肝炎、肝硬化。尤其长期抽烟、酗酒的人更当留意肝功能的变化，癌细胞常就在你不知不觉中，或掉以轻心之际，占据了你的肝，而且肝之症最容易再患。

脚二、三趾，表征胃足阳明经脉。人为呈口腹之欲，而不节制地照单全收了眼前的食物。巳月（四月）这二个月尤其要留意节制食欲；三月主左侧，四月主右侧。于此时易侵犯人体的病如：胃痛、头痛、容易饥饿、尿色黄、四肢无力、急躁不安等，胃疾难缠。

脚四趾，表征胆足少阳经脉，寅月（正月）主左侧，未月（六月）主右侧，这两个时候要留意胆功能方面的病变，是否动辄唉声叹气、心肋疼痛，或是有过敏性鼻炎，或踝易扭伤，面带尘色，倘是以前有过这类疾病，也需防范再患。

脚小趾，表征膀胱足太阳经脉，卯月（二月）留意左侧，午月（五月）留意右侧，易患的膀胱疾患如前所述的排尿问题之外，要留意腰尻、膝腘、头颈的酸痛症。

脚趾对应人体的足经脉，依其所循的月份主司其职，是显而易见的，从其所主的月份去留意可能发生的疾患，杜绝在前，治病在先，以保平安。

第三节　面诊

面诊在中医里称望诊，它是凭医生的视觉来观察病人的体外形态、精神，及全身各部位的表现情况，如望头面看脸上各部位以定五行的强弱之法。

从一个人精神的强弱，来判断他正气的衰盛。正气充实，精神不疲，目光有神，语音明朗，神思不乱；反之，正气衰弱，精神萎靡，目光暗淡，语言低怯，神思不定，呼吸气促等。

1. 望面部

按道医之法首先要明白面部各部位在五行归属上的划分：

额主心属火，左颊主肝，右颊主肺，以气色定其强弱。

鼻主脾胃；下巴主肾。

从印堂至发际（天门）凹陷，纹路多为五行缺火，易得心脏、胃部的疾病。

门上凸的现象（泥丸宫）为五行火旺，督脉之火上行，为肾气不足，脑髓虚弱的现象。

头发多而黑有光彩，为经血旺盛，元气充足；发少而脱落，为元气衰弱身体虚损。

凡眼睛多赤色且容易流泪者，为肝火旺，心绪烦躁眼眶浮肿，为水盛而火衰，元气虚弱，易患热病之湿症。

目光暗淡、混浑为热病；寒症则眼目清澈。睡眠中眼微开不合的人，多为脾虚或肾虚的现象。

眼睛突出，眼皮不能盖者，多为肝火上扬、性急、狂躁等。

鼻塌，多为肠胃症之征兆。

山根（两眼当中部分）低小断折，易遭外伤之患。

鼻肿，凡鼻肿胀为湿气盛，多患脾、胃之症；鼻尖，凡鼻尖削，气色枯黑，易为肠、胃、痣疮之疾。

唇肿者有湿病，脾热所至，或风湿、寒所造成。口糜烂多为小肠、心火引起。

牙龈出血或红肿齿痛者，多为肝火旺，不红肿而齿痛者为肾水寒所引起。齿龈肿多为胃热火旺所引起。

牙齿脱落断缺，尖竖如月牙型，为梅毒之征兆。

齿松，为元气、精血亏损，凡牙甲坏，排列松散者，多有心脏、肺、支气管、肠胃或泌尿生殖系统方面的疾病。

2. 看气色

观察气色包括人体的面部和全身皮肤，共分为五色：赤、黄、白、黑、青，按五行学说分属于五脏，也就是将内脏分配在面部各个部位。比如，赤为火之色，主热，若肝脏有热，病者左颊先赤；肺脏有热病者右颊先赤，心热病者颜先赤，肾热病者颧先赤，脾热者鼻先赤。在察色的同时还必须察气，气分浮沉、清浊、微甚、散博、泽沃五类。其色在皮肤间的为浮，主病在表；隐于皮肤内的为沉，主病在里；明朗的为清，主病在阳，重滞的为浊，主病在阴；浅淡的为微，主病轻，深浓的为甚，主病重；疏散的为散，主病将愈，凝聚的为博，主病未已；鲜明的为泽，主病吉，枯槁的为沃，主病凶。

观察气色不仅对诊断病邪有用，同时与正气也极其有关，凡是营养缺乏的病人，面颜上不会有华色，对于疲劳过度的、久病体弱的更不会容光焕发。因此气色相合，可以鉴别疾病，也可测知病人的体力强弱。

第四节　舌诊

1. 看舌苔

看舌是面诊（望诊）中重要的一环。舌，是舌质，苔，是舌质上的一层薄垢，如土地上长的青苔，故称舌苔。看舌质是辨别脏器的虚实，看苔是辨别胃气的清浊和受外感时邪的性质。总的来说，观看舌质和舌苔的变化就能知道疾病的性质，及正气和邪气的消长情况。

以五脏来分，舌尖属心，舌根属肾，舌的中心属肺胃，两旁属肝胆；按三焦来分，舌尖属上焦，舌中属中焦，舌根属下焦。

正常人的舌苔，一般以舌地红润，上罩一层薄薄的白苔，以不干不湿为标准。多痰多湿的人，舌苔往往较厚；阴虚内热体质的人，舌苔多带微黄；嗜好烟酒的人，舌苔较黄而腻，或带灰黑。也有属于先天性的人的舌光无苔，或舌多裂纹，只要平常如此，一般属于正常范围。

舌苔，分白、黄、灰黑色。

白苔，白薄而滑，为感冒初期的象征。白滑而沾腻，为内有痰湿之症。白而厚腻，为湿浊较重；白如积粉，为湿腻浊气较重；白腻较重如碱，为滞腻湿浊之病。白苔从外感上一般多为表征。

黄苔：舌面呈淡黄色而不干者，为邪气入里，黄而腻为湿热脏里；黄且垢腻，为湿盛于热；黄焦裂，为热盛于湿。

黑灰苔：舌面呈灰而薄腻滑润，为停食阴寒；灰甚为黑，而舌苔干燥，为热重伤津；若滑润者为阴虚寒盛。

2. 看舌质

舌质分淡、红、绛、紫、蓝五色。质地淡白为虚寒症，或为大量失血后的贫血现象。鲜红为湿热症，或为阴虚火旺，舌尖红为上焦热盛，或心火上攻，舌边红为肝热。红甚为绛，深红多为邪热入营。紫红色为三焦热重，淡紫而带青色，为寒邪直中肝肾。舌变蓝或青，或蓝而滑者为阴寒之症；干燥者为瘀热之症，二者均为凶险之症候。除了观察舌质、舌苔的颜色外，同时还要辨别老嫩、干润软硬，或痿，厚薄，干枯等。舌上无苔为光舌，多为阴虚；舌光有裂纹或舌苔燥裂均为津液伤损；舌生红刺或红点均为内热极重；苔生白衣如霉腐，有蔓延称作糜，多为阴阳之症。当分别观察舌质舌苔的变化以后，两者都要结合考虑，才能诊断准确。

第五节 闻诊

闻诊，有两个方面，一是听病人语言，声音的高低、强弱、清浊及咳嗽、呼吸等；一是用嗅觉来辨别病人的口气，病气和大小便的气味。

声音：语气低微为内伤虚症；细语反复为神思不安，妄言狂语为热盛神昏，高声骂詈为癫狂之症。

呼吸微弱为气正虚，气粗为肺胃有热；呼多吸少为痰阻；喉间有拉锯声为痰喘症；出气困难似乎断绝，但有引长吐一气息为快的，为肾虚不能纳气；时时发出叹息的，多为情怀不畅。

在咳嗽病中暴咳声嘎的肺实；久咳声瘖的为肺虚；在咳时费力无痰的为肺热；咳时有痰的为肺湿。

气味：口内出气秽臭的为胃有湿热；嗳气带酸味的为有宿食；痰有腥臭气味的为肺有热。大便酸臭溏薄为肠有积热，食滞；小便腥臭浑浊为膀胱湿热；矢气奇臭实为消化不良。

第六节 询诊

询诊即中医四诊里的问诊。医生在诊病时必须了解病人的生活习惯，精神状态，家族病史，个人病史等。询诊时要有一定的程序，道医张景岳曾做过十问歌："一问寒热，二问汗，三问头身，四问便，五问饮食，六问胸，七聋八渴俱当辨，九因脉色察阴阳，十从气味章神见。"

1. 寒热

凡有寒热者为表症，外感症；无寒热的多为里症，内伤杂症；发热恶寒的病在阳，无热恶寒的病在阴。寒热往来兼口苦咽干，头昏、目眩，头及全身疼痛，为少阳病。有不发热但恶寒，手足常冷为虚寒症，手足心灼热的为虚热症。

2. 汗

汗与寒热有着密切的关系，如外感发热无汗是伤寒，有寒者是伤风，汗出后热减是病渐衰，汗后热反而增高是邪入里，阴虚出盗汗，汗后人感疲乏；阳虚自汗，汗后人感身冷。

3. 头

头、项痛属太阳，前额痛属阳明，两侧痛属少阳，顶头痛属厥阴，头胀痛觉热属肝火，眩晕怕光的属肝阳，痛时面色带青色者属肝寒。

4. 身

一身痛多为外感，汗出而减，不兼寒热，痛在关节，或游走四肢，为风寒湿痹，常与气候有关。手足麻木，或身体某一部分麻木延至肩、肘、臂的为中风先兆。多卧身痛，活动后减轻，一般为气血不和。

5. 大便

大便闭塞又能进食者为阳结，不能进食者为阴结；腹胀痛为实症，腹满不胀痛为虚症；大便先干后溏为中气不足；大便常稀为脾虚；凡天明泄泻为肾虚；泄泻腹痛秽臭为伤食；阵痛、阵泻，泻下粘秽赤白为痢疾，突然呕吐，水泻不止，肢麻，头汗为霍乱。久病、老人、产妇经常大便困难为血枯津燥。

6. 小便

小便清白为寒，黄赤为热；浑浊而爽利为湿热。次数过频为虚症，淋沥不断，茎中刺痛为淋症。凡泄泻病人小便必少，小便渐长泄泻将愈。

7. 饮食

胃主受纳，脾主消化。能食易化为胃强，食入难消为胃弱；喜吃冷食为胃热，喜吃温食为胃寒，吃下食物即吐为热症，朝食暮吐为寒症，孕妇见食呕吐为恶阻，乃生理现象。口苦为肝胆有火，口甘为脾有湿热，口酸为肝胃不和，口咸为肾虚水乏。

8. 胸

胸膈满闷多气滞；胸满痛为结胸；不痛而胀为痞气，胸痛彻背，背痛彻心，为胸痹症，脘痛属胃，肋痛属干，暴痛在气，久痛入络。

9. 耳聋

暴聋多实，为肝胆之火上逆；久聋属虚，为肝肾阴分内亏。耳聋初期伴有耳鸣，如潮声、风声的为风热；如蝉声联鸣的为阴虚；有流浓作胀，似聋似鸣的为肝经湿热。

10. 口渴

口干能饮水者为真渴，胃中有火不能饮者或饮不多者是假渴，胃中湿。喜欢饮凉者为胃热，喜欢饮热者为内寒。

在诊断中，睡眠的好坏也是必须询问的，如失眠多为虚弱症；眠短易醒为神不安；睡中多梦为火旺；梦中惊呼为胆气虚，胸膈气闷为痰湿内阻。此外，记忆力是否衰退，性欲是否正常，有无遗精现象，必要时亦应询问。

第七节　触诊

道医的触诊与中医的切诊基本是一致的，中医是以切脉为主来确定病情。道医诊病是触切结合，按脉诊病。

1. 触诊

一般是以医者的手掌触按病者的胸部、腹部、手、足，来进行诊断，如病者胸部按之坚实，疼痛的为结胸，按之濡软而又不痛者为痞气；若腹满怕按，或按之作痛的为实为热，喜按的，按时又不痛为虚为寒；若腹胀以手四指尖叩之如鼓响者为气胀，以手指尖按其手足后有凹陷而又不起来者为肿；以医者之手触病者手背若发热者为外感，触其手心发热者为阴虚，手足温者病轻，手足冷者病重；皮肤痒燥起红色小疹或斑点为风为湿。

2. 切诊

切脉之道，甚为精细而不易识别，脉分二十八种，它的名称是：浮、沉、迟、数、滑、涩、虚、实、长、短、洪、微、缓、芤、弦、革、牢、濡、弱、细、散、伏、动、促、结、代、疾。

（1）切脉的方法与部位

切脉，医者以两手寸口（掌后桡骨动脉的部位）用食指、中指、无名指轻按，重按，或单按，总按，以寻求脉象。手之分部，以掌后高骨作标志，定名为"关"，关之前名"寸"，关之后名"尺"。两手寸、关、尺共六部，称为左寸、左关、左尺；右寸、右关、右尺。这六个部位都是测定内脏之气的。左寸候心为心包络，左关候肝和胆，左尺候肾和膀胱、小肠；右寸候肺，右关候脾和胃，右尺候肾和命门、大肠。

（2）二十八脉相互关系

在二十八脉中，以浮和沉分表里，尺和数分寒热，涩和滑分虚实，其余的脉象均从这六脉中化出。例如：浮而极有力，按鼓皮为革；而极无力，如绵在水为濡。沉而按之着骨如得为伏；沉而坚实为牢；沉而无力，细按乃得为弱。浮中沉均有力，应指幅幅然为实；浮中沉均无力，应指豁豁然为虚；浮取大，按之中空如慈葱为芤。迟而细短，往来涩滞为涩；一息四至，往来匀和为缓；缓而时止为结；数而在关，无头无尾为动；数而时一止为促；每一息七至八至为疾；迟数不定，止有常数为代，至数不齐，按之浮乱为散。滑而如按琴弦为弦，来往有力如转索为紧；不大不小如循长竿为长，来盛去衰，来大去长为洪；涩而极细按之欲绝为微，如微而细为细；如豆形应指即回为短。因此浮沉、迟数、涩滑是二十八脉的纲领，所以学习切诊脉象应当从这六个纲领入手。

（3）六脉与二十二兼脉的相互关系

二十八脉极少单独出现，常见的兼脉有如下几种：浮紧、浮缓、浮数、浮迟、浮大。

沉紧、沉滑、沉弦、沉细、沉数、沉迟、沉微。迟缓、迟涩。滑数、弦数、洪数、细数。濡数、濡细、濡滑、濡涩、濡缓。虚细、虚数、虚弦、微细、微弱。弦紧、弦细。

细紧、细迟。

以上三种脉象同时出现的如浮紧数，浮滑数，沉细而微等等。

（4）根据脉象诊断病症

浮脉主表症，有力为表实，无力为表虚。

沉脉主里症，有力为里实，无力为里虚。

迟脉主寒症，有力为积寒，无力为虚寒。

数脉主热症，有力为实热，无力为虚热。

滑脉主痰症、热症。涩脉主血少、血寒。

虚脉主虚症、伤暑。实脉主实症、火邪。

短脉主元气虚少。洪脉主热症、阳盛阴衰。

微脉主亡阳、气血两虚。紧脉主寒症、痛症。

缓脉主无痛、湿气。芤脉主大失血。

弦脉主肝气、痰。革脉主表寒、中虚。

牢脉主坚积。濡脉主阳虚、湿痛。

弱脉主阴虚。细脉主血少、气衰。

散脉主肾气衰败。伏脉主病邪深伏。

动脉主惊症、痛症。促脉主火亢。

结脉主寒积。代脉主脏气衰败。

疾脉主阳气亢盛，真阴欲渴。

要辨别和掌握二十八脉并应用于临床，这就更不是一件简单的事，必须在临床应用中仔细体会，与各种病症密切结合，观察是否与脉症符合才能实施。

为了便于记诵，现将老道医《二十八脉总结歌》录出：

浮行皮肤，沉行内骨。浮沉既诸，迟数有觉，三至为迟，六至为数。浮沉迟数各有虚实，无力为虚，有力为实。

迟数既明，部位须识，濡浮无力，弱沉无力（即浮而无力为濡，沉而无力为弱），沉极为牢，浮极为革。三部皆小，微脉可考，三部皆大，数脉可会，其名为伏，不见于浮，惟中无力，其名为芤。部位皆名，至数为晰，四至为缓，七至为疾，数止为促，缓止为结。至数既识，形状当别，紧粗而弹，弦细而直，长则迢迢，短则缩缩，谓之洪者，来盛去衰，谓之动者，动摇不移，谓之滑者，流利往来，谓之涩者，进退难哉；谓之细状如丝然，谓之代者，如数为焉，代非细类，至数无时，大附于洪，小与细同。

（5）除二十八脉外，尚有七怪脉

七怪脉象特征：

一为雀啄脉，连连碰指，时有时无，如雀啄食状（又称鸡啄米）；二为屋漏脉，如溅水下滴，几拍一滴，溅起无力；三为弹石脉，来坚而促，来迟去速，如用指弹石子；四为解索脉，脉来动数，散乱无序；五为鱼翔脉，脉来时头定而尾摇，浮浮泛泛；六为虾游脉，脉在皮肤，如虾游水面，杳然不见，须臾来回；七为釜沸脉，有出无入，如汤涌沸，息数俱无，若遇这种脉象均为心脏极度衰竭，表示生机已绝，死期将临，多属死候脉象。在《黄帝内经》中称作"真脏脉"，毫无中和三象，表示胃气已绝。

以上道医七诊，即掌诊、脚诊、面诊、舌诊、闻诊、询诊、触诊，必须紧密联系。七诊与各病症的病候也必须密切结合，在道医中有舍脉从症，也有舍症从脉，来做治疗的紧急措施，实际上这种措施也是根据以上七诊的结果，经过全面考虑后做出决定的。道医之七诊，为千余年道教医家行医实践中不断发现、不断创造的经验总结，是道教文化与祖国医学宝库中的一份珍贵遗产，值得很好地继承与发扬。

附图

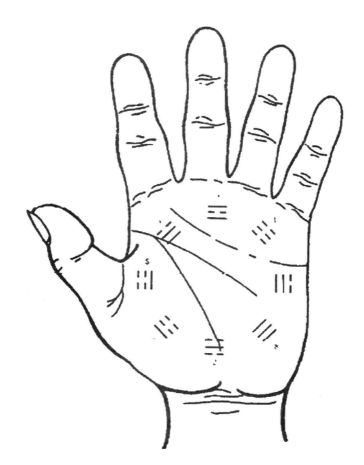

图1　掌诊八卦部位图

掌内：1. 头（离）　　2. 脚（坎）　　3. 左肩（巽）　　4. 右肩（坤）
　　　　　火　　　　　　水　　　　　　风　　　　　　地
　　　5. 左手臂（震）　6. 右手臂（兑）　7. 左足（艮）　8. 右足（乾）
　　　　　雷　　　　　　泽　　　　　　山　　　　　　天

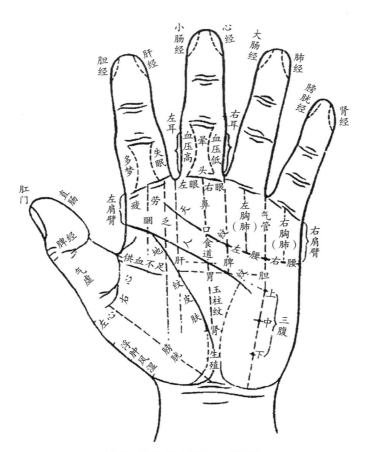

图 2 掌诊反映经络、脏器图

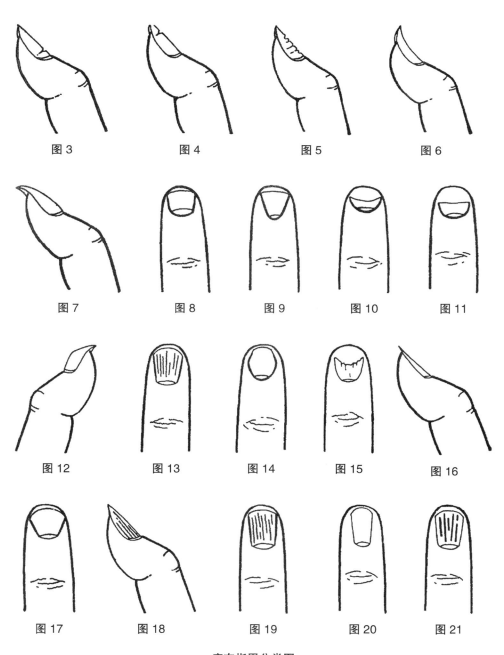

图 3　　　　图 4　　　　图 5　　　　图 6

图 7　　　　图 8　　　　图 9　　　　图 10　　　　图 11

图 12　　　　图 13　　　　图 14　　　　图 15　　　　图 16

图 17　　　　图 18　　　　图 19　　　　图 20　　　　图 21

病态指甲分类图

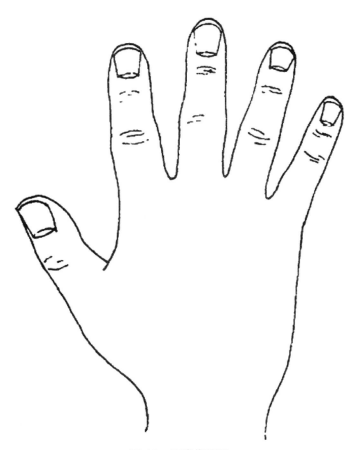

图 22　正常指甲图

筋经功法心要

天地覆载，万象蕴积，人生其间，无非秉元气而成，运血气而住，损精气而坏，故一身得兼诸气，而一艺能通数道。然世间万法，皆迷无常，惟浩然之气不可夺也。人有浩然之气，其为道也简易，其为功也悠久。而，世间群生虽努力求道，不得其门，事倍功半，徒耗光阴。欢喜道人李杰并华阴道长、徐志清（自然门徐矮师）汇江海三教之奇绝，复自身融会贯通所创之学，从筋经入手，决壁破嶂，扫坎坷为康庄；阶阶递进，叩问丹鼎而抵殿堂，实为玄门奇珍。

玄门求道，根本上需将人与天地沟通合一，将人体为容器收纳天地之精华，与自身之神气混合磨炼形成特殊的能量"丹"。此丹得，则随我之神意指挥运用挥洒自如。于武道则可神感意到，对敌则举手投足自然应化，发之则碎石开碑鬼神震怖；于医道则布氖补泄，肉白骨生腐肌；于养生则神完气足，身轻体健、百病皆消。此理虽明，但诸多流传之术往往费尽学人一生光阴却不得其门。

为何？要天人合一，纳天地为我所用，自然需要自身的能量管道通畅方能通过它们收纳天地之氖。此管道就是人体的经脉。经脉畅达无碍，才能沟通天地。然，人体后天多有损耗，蔽塞不通。如只是一味通过默运精神枯坐静思，常人心猿意马，单凭微弱心力难开经脉之瘀闭，通道不畅怎谈接通天地能量。故，往往耗穷一生，难有寸进；枯坐努力，反羸弱身体。筋经门便从此堵点入手。

筋经门的核心在"筋经"二字。筋经是两个既不同又互相联系紧密的概念，两者相互协同，以沟通表里，联系内外。人体营卫之气的流行，以及天地二气的沟通，是通过经来进行的，但筋起到一个支撑和附着经的骨架作用。通过练筋体来发挥经用，筋是有象而络是无象。筋有大筋和小筋，大筋在哪里？在四肢里，小筋在哪里？在每个细小的关节里。经—络，络在哪里？络在人体骨髓里，在血液里，在每条神经里，在肌肉里，在每个细胞里。筋动带络动。若从"体用"的角度来说，筋为"体"，经为"用"。只有健康的"体"，才有正常的"用"。通过练筋之"体"来发挥经之"用"，这就是筋经功的基本含义所在。常言说，伸筋则动络，筋长一寸寿增十年。

自古以来，亦有诸多强筋健骨之术法。如易筋经、八段锦和五禽戏，甚至印度的瑜伽、西方的体操等各种运动也可认为是对筋骨的锻炼。诸法或一味舒缓为功，或一味弩张，或只专注某些局部，或只关注整体而无专攻突破，终或止于肉肌之壮或止于精气清爽。筋经门之锻炼之法有何特殊之功？其法遵循身体、筋、经的规律，循序渐进的原则，提出了一条特殊有效的淬炼之法。法简而效宏，兼顾突破与整合，松紧相生，于松动中含采纳，由点及面终成整体。

筋经门的修练必须在筋字上下功夫。分四个阶段：一抖，二走，三定，四吼，这是外练。它并非一开始就进行套式训练，而是从抖到步法到套式逐渐深入深化。有了抖法的初步放松还不够，需通过步法的进一步放松、疏通和集聚采纳，在此基础上，再依次进行系统化工程，步步为营，让身体和经脉最终达到松和通的状态，让人体空掉，倒掉那些陈年所积的浊滞，达到空的状态，为纳天地之精华做好准备，并集聚精炼之元气。其内练是精、气、神、情。以外练为虚，内练为实；以外动促内动，以外动为虚，以内动为实，以意、气、形三结合。外形以意领气，以气催形，最后合为意。

其遵循的道路就是"松、通、空"。只有放松了才能通，只有通了后才能空，只有空了后才能装东西。装什么东西？装宇宙的整个能量。内练又是用意和气、形把宇宙的能量纳入体内，用意领气，用气催形，将宇宙整个的能量用意念的力量沉入体内的丹田，让宇宙和人体相合。

外三合，与六合类似，意与形合，形与力合，归于力。内三合，意与气合，气与精。上，意在天；下，意在地，成一条直线。左，意在手脚，与右成一直线。前，在胸腹；后在背股，成一直线。成圆形运动。以意将宇宙万物之气归于一身，对内可起到让气在体内潜气内转，达到流注合度，阴阳平衡。对内练此功，可除病延寿；对外可发力制敌，达到内外合一。

经历了这一系统特殊的训练之后，以筋经为钥，人体之阀门开，天地之精气来，天人交往，已望丹道之康庄。历"采、产、结、封"之阶，一窥堂奥。这是筋经功之体，体成后，自有各种妙用之术法于武、医和养生。

筋经功的基础功法分为静功与动功。静功有四种，包含静坐法两种和卧功、桩功各一种。动功有抖法、十二个行功步伐、五个功法套式（筋腱功，筋拔断，五岭功，阴阳升降开合功，筋经十四式）。每一个功法可以连起来，成为一个完整的功法，也可以有针对性地单独练某一个动作。每一个动作之间，都有一个巧妙的过渡，有别于一般的武术套式训练与医疗保健操。所有的动作，都阴阳相济，阳中有阴，阴中有阳。

此外，筋经功还包括以医疗为主要目的的手功（点穴按摩）、药功（伤科为主）和综合诊疗（道医七诊等），其中尤以点穴和指甲诊病为当世一绝。

下面对其独到的理论及特殊的风格略述。

道家内炼养生学的基本理论

筋经功从开创到传承都与道家关系密切，道家思想，尤其是道家内炼养生学对其影响是显而易见的。同时，它又对各门丹家和医家、武家的练法进行了一个很精妙的归纳和融合，故较之其他流派大为不同。

首先，筋经功要求动静结合，先动后静。筋络相连，筋动带络动。经过筋体的锻炼，来达到经络的通畅，为之后的丹功打下坚实的基础。

其次，在动功基础上修炼静功，由外而内，强调对"神"（精神意识）的修炼。筋经功靠"气"来行动，以"意"引"气"，气入丹田后，潜气内转，周流全身。至于外形的动作，是用来帮助"气"在体内的流转而配设的，即所谓以内动为实，外动助内动。总的来说，筋经功的丹法需要经历"采、产、结、封"四个阶段。

第一个阶段——"采"，即采药。采什么药？采两种药，一种药来自大宇宙，另一种药来自人体小宇宙，两种药各有先后天之分。整个大宇宙，有先天之气和后天之气，一阴一阳。"气之清轻上浮者为天，气之重浊下凝者为地"，大宇宙的先天之气即天，为真阳之气。后天之气即地，为真阴之气。天的真阳之气以顺时针方向（从右至左）螺旋式下降，地的真阴之气以逆时针方向（从左至右）螺旋式上升，二气在整个人体小宇宙中和人体的先后天之气融汇、交织在丹田，不断融合升华。

人体也有先天之气和后天之气，先天之气禀受于父母的精卵结合，化生人体。当人从母体诞生，逐渐脱离母亲乳汁的喂养，囟门闭合，开始纳食水谷，由此而氤氲产生的即为后天之气。这两股气在体内化合，共同维持人的生命。

采药的过程就是运用强烈的意识，把天的真阳之气和地的真阴之气纳入体内，使之与人的先后天之气融汇在一起。经过长期不断地修炼，将这四气融汇升华，最后化合为一，从而开始第二个阶段——"产"。

产的是什么呢？简单地说就是"真气"。产了真气之后，再通过不断地修持，到了一定的火候，自然就进入第三个阶段——"结"，即结丹。通过意、气、形三者结合，在丹田里汇结成丹。

结丹之后还有最后一个阶段——"封"，即封炉。封炉之后，炉中之丹才能固，保持旺盛不灭。当然，它的运用受神（意念）支配，需要的时候便引之出炉，为我所用，不需要的时候便可为之拾火添柴，温养自身。

经络学说是基础

筋经功除注重心、肝、脾、肺、肾等十二脏腑所属的经脉外，尤其注重奇经八脉的充实与畅通，这是因为奇经八脉独具重要功能。简单说有以下三点：

第一，统领诸经。督脉为全身阳脉的总汇，督率一身阳气；任脉为全身阴脉的总汇，总调一身阴气。任、督二脉统管全身的阴经和阳经。筋经功修炼中，如果达到任督二脉气血充实，循环运行，阴阳互接，则为小周天。所以，要打通奇经八脉，首先要打通任、督二脉。李时珍说："任、督两脉，人身之子午也。"

第二，奇经八脉还有蓄存、调节气血的作用。"盖正经犹夫沟渠，奇经犹夫湖泽，正经之脉隆盛，则溢于奇经。"李时珍在这段话中，把十二经脉比喻为江河，而把奇经八脉比做湖泊。当十二经脉中运行的气血充盈的时候，就可以溢出奇经八脉，好像湖泊、水库一样把气血储存起来；当十二经脉中内气不足时，奇经八脉的内气又可以流到十二经脉中去，以保证机体的需要。

第三，奇经八脉还具有促进人体的生殖能力发育的作用。

正因为这样，筋经功非常重视奇经八脉，尤其是任脉和督脉。我们认为它们与炼气的关系尤为重要。打通了任、督二脉，即实现了小周天运行，奇经八脉中的另六脉和十二正经都能随之而通。更进一步，筋经门中的完整套式训练又针对奇经八脉进行了更为系统的锻炼。

小周天

小周天就是打通任、督二脉，让气在任脉和督脉中循一定路线运行。小周天又称子午周天。《金丹大成集》说："问曰：何为子午？子午乃天地之中，在天为日月，在人为心背。"

在筋经门中，小周天的锻炼必须以动功为基础，首先做到松静自然，然后经过一定时间的静功修炼，将大宇宙与人体的阴阳之气融汇为一。（详情请另见专著。）

在小周天的运行中，一般非常强调通三关，过三田。即指打通督脉要过闾尾关、夹脊关和玉枕关；打通任脉要过上丹田、中丹田和下丹田。修炼过程中每个人的反应不一，需要有经验的师父从旁指导。

壮先后天，炼精气神

除重视阳气外，筋经功更重视先天之本——肾的强健。肾为元阴、元阳之宅。肾的作用表现在肾气，它决定了人体的生、长、壮、老等整个生长过程。然肾的元阴、元阳中亦以元阳为首要，筋经功重视保存先天元阴元阳，强调修炼此功者，不可乱动欲火，但亦不必违背自然之道，一味禁欲也不足取。

人之先天之本为肾，人之后天之本为脾。筋经功对四肢肌肉的锻炼，对于脾起着有益的作用，实际上是对后天的培育。而对骨的锻炼，实际上是对先天肾的培育，清静导窍则是先后天、精气神的共同修炼。

以阳统阴，阴阳合一

阴阳学说是我国古代的哲学思想体系，又是祖国医学理论的基础之一。阴阳是自然界一切奥妙的所在。人体疾病的发生、发展都与它有关，所以治病的根本就是调和阴阳。

筋经功在注意阴阳相生相制、不可分割的关系的同时，尤以阳气为重，"阳气者，若天若日，失其所则折寿而不彰"。筋经功继承了阴阳互补、以阳为主的思想，故其功夫对阳气的培养有所侧重，促使阳中生阴，阴阳互补，阴阳平衡。传统医学也认为，阳气是人体生长、发育、繁殖的根源，也是人体正气（抗病能力）的主要成分。阳气不旺，则不可能生机盎然。

在习练筋经功的过程中，虽然每个人的反应不同，但筋经功属于阳功范畴，所以练的时候体感都是发热，不会发冷。

融合内炼、武术与医疗

筋经功的产生、发展受到道、佛、医、武诸家的影响，它揉各家之长，自成一体。它在功理上是以《周易》简易、变易、不易的古代哲学思想为指导，尤其重视《周易》的平衡对称理论，注重动静结合，内外兼修，水火并存，阴阳既济。

筋经功以《内经》《难经》等医理为理论线索，遵循中国传统医学关于脏腑经络的学说，以强身延年、祛病疗疾为目的的一种既养自身又能为他人治病的内炼养生术。所以，它不是一般的内气修炼，而是熔内炼、武术、医疗于一炉的一门系统而精深的功夫。这种功夫又不同于一般的传统医术，它的修炼是以内炼和武术为基础的。

练功时，需达到全身肌肉与神经的高度协调，做到完整一气，上下相随，动中有静，静中有动，内静外动，外静内动，刚柔相济，使"气"纯养归根，处处以"气"为本。久练此功，内气充足，筋骨强，力气大，精力充沛，腹背、两肋能经受重击。一旦发功出手，击人重如铁石。久习此功，外表枯瘦，内实充盈，肩宽手长，双目炯炯，身心非常愉快，不易疲乏。每遇困乏之时，一练此功，顿觉疲劳全消，精力充沛，至于平秘阴阳，畅通筋脉，祛除顽症，健康长寿。

筋经门的技击法是以柔克刚，以横力破直力，以柔力化刚力，以实力对虚力。三点连成一直线，力是以意领气，力从根节发，过随节，直达梢节出。以柔力化刚力，以圆形运动为主，以梢节收敌之力，从根节出击。量敌方之力，用我方之力，以我之意收对方之力。再发力于对方之身。总之，没有固定的套式，没有固定的打法。彼不动我不动，彼一动，我如山动。彼不变我不变，彼若变，我应万变。腰是轴，手是轮，上下相连，六轮豪行。在筋经门中有一首歌诀：

筋经有始

变幻无端

千姿万式

虚实自然

总之，筋经门是融道、武、医的一门系统而独特的修炼体系，由外促内，内外兼修，打通人体与天地，以丹法为圭旨，以武、医、养生为用的系统性科学。